Gesund atmen
fit bleiben

Bianka und Nik Linder

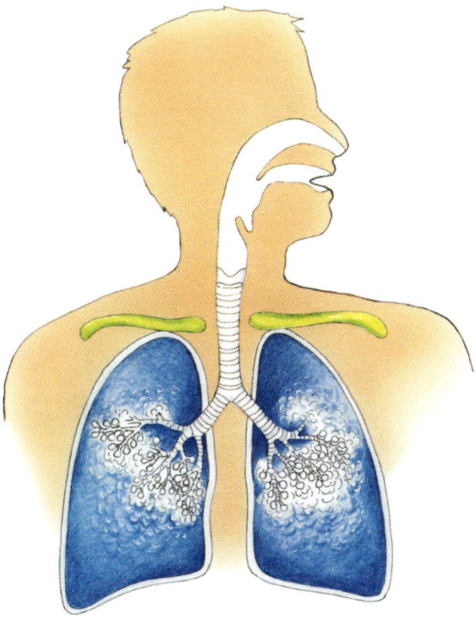

VERLAG
Naglschmid

Alle in diesem Buch enthaltenen Angaben und Daten wurden vom Autor nach bestem Wissen erstellt und von ihm sowie vom Verlag mit der gebotenen Sorgfalt überprüft. Gleichwohl können wir keinerlei Gewähr oder Haftung für die Richtigkeit, Vollständigkeit und Aktualität der bereitgestellten Informationen übernehmen.
Verlag und Autor empfehlen dringend, nur innerhalb der durch Ausbildung, eigene Erfahrung und Tagesform gesetzten Grenzen diesen Übungen nachzugehen. Zu Risiken oder Nebenwirkungen fragen Sie auf jeden Fall Ihren Arzt oder Therapeuten ob diese Übungen für Sie geeignet sind. Verlag und Autoren übernehmen keine Haftung für Unfälle oder Todesfälle, die aufgrund von Informationen aus diesem Buch entstanden sind oder sein könnten.

Bibliografische Information der Deutschen Nationalbibliothek
Die Deutsche Nationalbibliothek verzeichnet diese Publikation in der Deutschen Nationalbibliografie; detaillierte bibliografische Daten sind im Internet über http://dnb.dnb.de abrufbar.

1. Auflage
ISBN 978-3-89594-924-1
(ISBN PDF) 978-3-89594-909-8
(ISBN eBook) 978-3-89594-908-1

Herausgeber: Dr. Friedrich Naglschmid
Text und Fotos: Bianka und Nik Linder
Textbeiträge von Dr. Friedrich Naglschmid (FN)
Titelbild: Alena Zielinski (sowie Foto: Seite 7) (https://alena-zielinski.com/)
Illustrationen und künstlerische Gesamtgestaltung: Stephanie Naglschmid
Layout und Satz: Stephanie Naglschmid / ILVA (www.ilva-design.de)
Druckerei: Silber Druck oHG, Otto Hahn-Str. 25, 34253 Lohfelden
Gedruckt auf umweltfreundlichem und chlorfrei gebleichtem Papier.

Verlag Stephanie Naglschmid
Senefelderstr. 10
70178 Stuttgart
Webseite: naglschmid.de
Email: info@naglschmid.de

INHALTSVERZEICHNIS

VORWORT

Wir alle können (hoffentlich) atmen, egal ob wir jung und sportlich, ob wir krank oder ob wir alt sind und uns schwach fühlen. Auch wenn die Knie oder die Schulter nicht mehr mitmachen, atmen können wir fast immer und überall. Ja, wir müssen es sogar. Ohne Essen können wir wochenlang auskommen, ohne Trinken nur Tage, aber ohne Atmen je nach körperlichem Zustand nur wenige Sekunden bis Minuten.
Doch manchmal rauben uns innere und äußere Einflüsse den Atem. Stickoxide, Feinstaub, Smog, Rauchen, Allergien, Bakterien Viren, Krankheiten und vieles mehr, erschweren unsere Atmung. Wir werden kurzatmig und mit der fehlenden und ungenügenden Ventilation unserer Lunge geraten wir schnell außer Atem. Und gerade dann, müssen wir mutig weiter atmen, die Lunge weiter trainieren und uns unsere Lungenkapazität Stück für Stück zurückholen.
Wir können aber auch krank werden und je stärker unsere Lunge schon vorbelastet ist, umso dramatischer und gefährlicher können die Erkrankungen werden.

Aus unserer Erfahrung aus vielen Jahren der Apnoe- und Atemausbildung wissen wir, dass Atemwegserkrankungen wie Asthma durch diese Atemübungen zum Teil den Einsatz von Cortison Spray weitgehend oder ganz ersetzen konnten.

Wir sind Fans gesunder Atmung und machen das schon seit einigen Jahrzehnten. Richtig atmen kann man lernen und trainieren. Es ist einfach und wir versprechen, dass Ihnen die folgenden Übungen dabei helfen, noch lange gesund weiter zu atmen!

Freiburg, September 2020 *Bianka und Nik Linder*

EINLEITUNG

Meine persönliche Leidenschaft liegt darin, mit einem einzigen Atemzug so lange, so weit und so tief wie nur möglich zu tauchen. Seit einigen Jahren halte ich als solcher Apnoetaucher Vorträge vor unterschiedlichsten Berufs- und Interessengruppen, darunter auch Ärzten. Manchmal auch über das Tauchen, aber meist über die Kunst des richtigen Atmens. Häufig erkläre ich als Atemspezialist warum wir Apnoetaucher so gut darin sind unsere Lunge effektiv zu nutzen. Besonders gerne tausche ich mich dann immer mit den Lungenfachärzten, den Pneumologen aus, die meine Erfahrungen aus der Praxis mit medizinischem Fachwissen ergänzen. Glaubt man diesen Pneumologen, dann wächst die Lunge eines Menschen bis er circa 22 Jahre alt ist. Danach beginnt ganz langsam der Alterungsprozess. Schaut man sich Apnoeathleten an, die oft den Peak ihrer Leistungsfähigkeit im mittleren Alter von 35 bis 45 Jahren erreichen, dann scheint das dieser Annahme zu widersprechen. Doch gerade das macht die Atmung so spannend und Pneumologen, Yogis, Sportler, Lungensportgruppen und viele mehr, wissen, dass es in unser Hand liegt uns eine junge und starke Lunge zu erhalten.
Darin sind wir Apnoetaucher die besten Beispiele, wer nur einen Atemzug für seinen Sport zur Verfügung hat, der wird diesen einen Atemzug so effizient wie möglich versuchen zu nutzen. Apnoetaucher sind also nicht nur Meister der Nichtatmung, sondern vor allem Meister der richtigen Atmung.
Hinzu kommt, dass der Mensch das einzige Lebewesen ist, das von der unbewussten und durch das Atemzentrum gesteuerten „automatischen" Atmung auf eine bewusste Atmung wechseln kann. Wir können mit diesem Werkzeug unser Befinden steuern und unsere Atmung zu einem wertvollen Werkzeug für unsere Gesundheit machen und auch zur Stressreduktion einsetzen.
Es geht dabei darum, mit der Atmung ein absolut alltagstaugliches Instrument zu nutzen, welches uns ermöglicht ruhiger,

entspannter und ausgeglichener zu werden. Es geht hier nicht darum, extreme Sportarten wie das Apnoetauchen zu betreiben. Man nimmt nur Erfahrungen aus diesem Sport mit in seinen Alltag.

Nik Linder

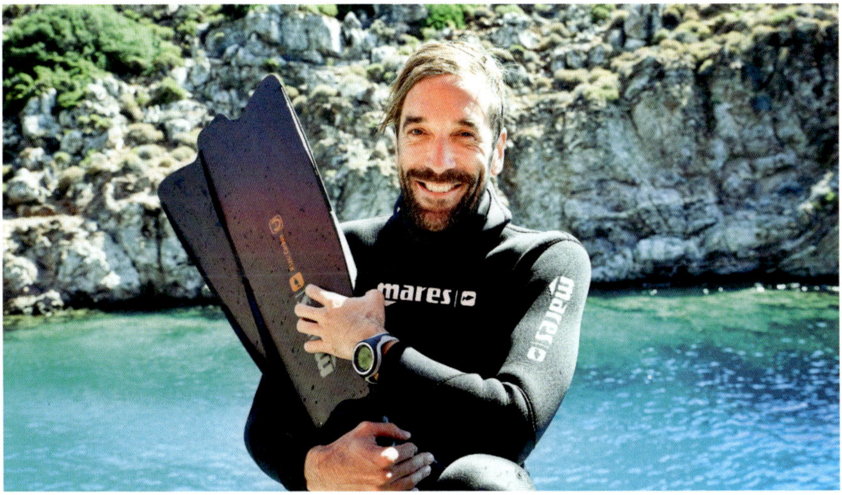

Achtung wichtiger Hinweis:

* Bei allen Atemübungen solltest Du mögliche Hygiene- und Sicherheitsstandards z. B. bei Pandemievorschriften wie CoVid-19 beachten.
* Am Sichersten ist es dann, die Atemübungen im Freien, in der eigenen Wohnung oder in ausreichend großen Hallen zu machen.
* Den allgemein üblichen Sicherheitsabstand von 1,5 Meter sollte man für seine Atemübungen auf mindestens zwei bis drei Meter erweitern.
* Herrscht Gesichtsmaskenzwang solltest Du dies akzeptieren und im angegebenen Raum zum Beispiel Bus, Bahn, Wartezimmer usw. auf Atemübungen verzichten. Gleiches gilt für zu kleine Räume oder Räume, in denen sich mehrere Personen auf engem Raum aufhalten, auch wenn der Mindestabstand gewährleistet ist.
* Nach Ansicht vieler Virologen ist richtige Hygiene der beste Schutz. Das heißt Hände waschen. Also sollte man sich nicht mit ungewaschenen Händen im Gesicht berühren oder die Schutzmaske auf- oder abnehmen. (FN)

WOZU MÜSSEN WIR ATMEN?

Hinter dieser scheinbar kindlichen Frage steckt eine Menge Wissen über die Zusammenhänge in unserem Körper.
Mit jedem Atemzug nehmen wir die Luft unserer Umgebung über Nase oder Mund auf.
Über die Luftröhre und die Bronchien gelangt diese Luft in die beiden Lungenflügel. Dort wird sie bis in die kleinsten Lungenbläschen verteilt. Bis hierher bezeichnet man diesen Vorgang als „Äußere Atmung“. Die Luft, die wir bis hierher eingeatmet haben, besteht im Allgemeinen zu 21 Prozent aus Sauerstoff, zu 78 Prozent aus Stickstoff sowie etwa 0,04 Prozent Kohlenstoffdioxid und dem Rest aus einem Gemisch aus Edelgasen wie Helium, Neon usw.. Was wir aus diesem Gasgemisch brauchen ist der Sauerstoff.

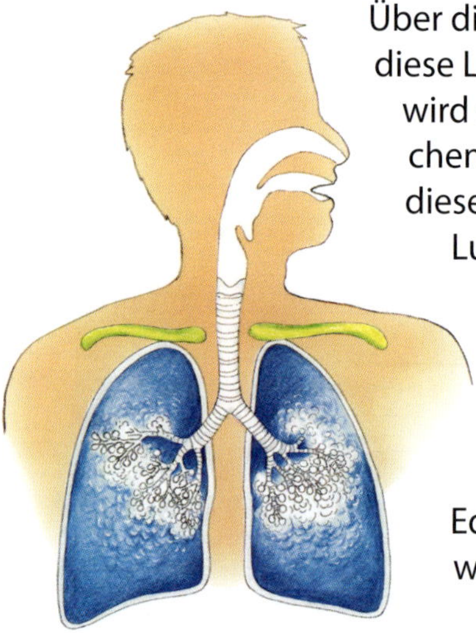

Die Lungenbläschen, die Alveolen, sind von einem dichten Netz feinster Adern, den Kapillaren umgeben. Hier an diesen Berührungsstellen wird der Sauerstoff in das Blut aufgenommen und über die Roten Blutkörperchen im Blutkreislauf an alle Zellen unseres Körpers geliefert. So gelangt der Sauerstoff an unsere Körperzellen,

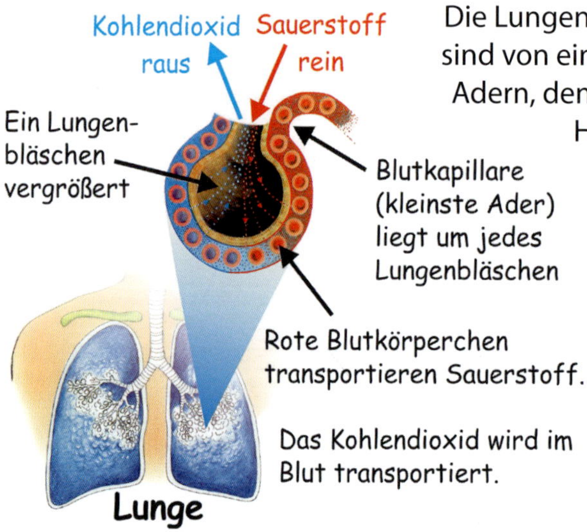

von denen er aufgenommen und dort verbraucht wird, um durch chemische Reaktionen aus unserer Nahrung die notwendige Energie freizusetzen. Diese Sauerstoffaufnahme in die Zellen bezeichnet man als „Innere Atmung". Sie ist Teil des Stoffwechsels, bei dem die in den Nährstoffen (Kohlenstoffhydraten, Fetten und Eiweißen) gespeicherte chemische Energie in thermische Energie (Körperwärme) und Bewegungsenergie (zum Beispiel Muskelarbeit) oder Energie für Nerven- und Sinnesfunktionen gewandelt wird. Als Abfallprodukte bei diesem als Zellatmung bezeichnetem Stoffwechselvorgang entstehen Kohlenstoffdioxid und Wasser. Über den Blutkreislauf gelangt das Kohlenstoffdioxid an die Lungenbläschen und wird dort beim Ausatmen über die Lunge, Atemröhre, Mund und Nase ausgeschieden. Auch ein Teil des Wassers wird über diesen Weg ausgeschieden, der andere Teil der Wasserausscheidung erfolgt über Nieren und Blase und zur Kühlung beim Schwitzen über die Haut.

Doch hier geht es nicht um die weiteren Details des Stoffwechsels sondern um die Äußere Atmung, also das richtige Ein- und Ausatmen, damit die nachfolgenden Körperabläufe optimal abgestimmt funktionieren können.

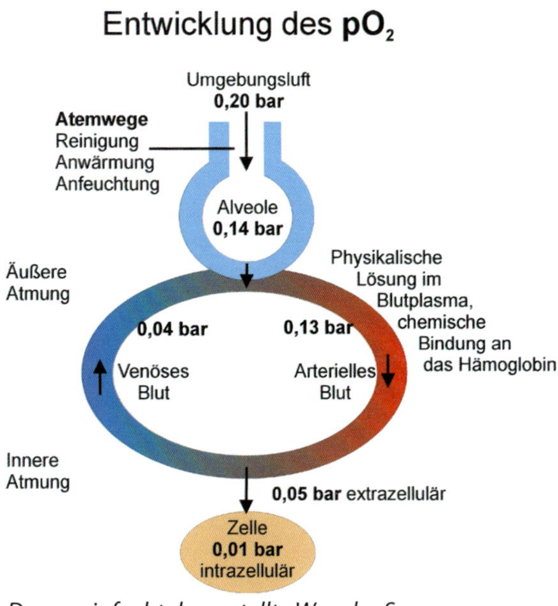

Der vereinfacht dargestellte Weg des Sauerstoffs über die Atemwege und den Blutkreislauf bis zu den Zellen. Die Angaben des Sauerstoffpartialdrucks zeigen, dass nicht aller Sauerstoff in den Zellen verbraucht wird, sondern auch beim Ausatmen noch genügend Sauerstoff vorhanden ist. Wäre das nicht so, würde ja die Beatmung bei der Herzlungenwiederbelebung nicht funktionieren.

Unsere Atmung aus der Sicht der Evolution

Vergleichen wir unseren Kopf mit dem anderer Säugetiere, so fallen zwei unterscheidende Merkmale auf: die Größe unseres Gehirns und das Fehlen einer Schnauze. Das hat natürlich auch Auswirkungen auf unsere Atmung. Vielleicht hat ja alles schon mit der Entdeckung des Feuers angefangen und entwickelte sich mit unseren Nahrungsgewohnheiten weiter. Kürzere Kiefer waren erst durch weichgekochte und Körnernahrung möglich. Seit der Industrialisierung nimmt auch das Problem des mangelnden Platzes für die Weisheitszähne stärker zu.
Dieser flache, vertikale menschliche Kopf und ohne Schnauze , mit kleinen Zähnen und einer Zunge, die weit in den Hals hineinreicht, macht anfällig für einen verengten Atemweg.
Bei Säuglingen ist der Nasen-Rachen-Raum so gebaut, dass sie beim Säugen atmen können. Sie sind obligatorische Nasenatmer. Veränderungen des Nasenrachenraums bis zur Pubertät und darüber hinaus machen uns dann anfällig für Veränderungen der Atmung.
Trotzdem atmen Menschen lieber durch die Nase, da die Luft besser erwärmt, gefiltert und befeuchtet wird als bei der Mundatmung. Kinder mit vergrößerten Polypen und Mandeln werden zu obligaten Mundatmern und entwickeln ein Long-face-Syndrom mit einem hohen schmalen Gaumen und einer schlaffen, offenen Mundhaltung.
Die Evolution in Kombination mit der Epigenetik führte zu einem kleinen zurückgezogenen Mittelgesicht mit verengten Ober- und Unterkiefern, verengten Atemwegen und verengten Nasen.
Pestizide, Umweltverschmutzung, Konservierungsstoffe in Lebensmitteln, Shampoos und Reinigungsmitteln, Antibiotika in der Nahrung führen zu neuartigen organischen Veränderungen. Diese, seit der Industrialisierung und am stärksten in der Zeit nach dem Zweiten Weltkrieg zunehmenden Umweltbelastungen, begünstigten, so die Meinung von Kieferorthopäden, die Bildung zu enger Zahnbögen und Fehlbiss. Ähnliches hat man bei Tierversuchen an Ratten beobachtet.
Infolge dieser Entwicklung hat heute über die Hälfte der Bevölkerung eine Atemwegspathologie. 27 Prozent der Kinder sind gewohnheitsmäßige Schnarcher.
Bei Erkrankungen müssen oft operative Eingriffe die Möglichkeit der gesünderen Nasenatmung wieder herstellen. Da wir auch bewusst in unsere Atmung eingreifen können, sollten wir diese Chance ergreifen und wo immer möglich durch die Nase atmen. (FN)

Warum die Nasenatmung so wichtig ist

Die beste Möglichkeit zu atmen ist die Atmung durch unsere Nase. Der Mensch ist angelegt für die Nasenatmung. Die Nase spiegelt in ihrer Beschaffenheit die Lunge wider, während der alternative Kanal der Mund mit seiner Kau- und Einspeichelfunktion, eher dem Magen und Verdauungsorgan gleicht. Das bedeutet, wir sollen durch die Nase atmen, und mit dem Mund essen - umgekehrt ist blöd.

Dabei erfüllt die Nase mehrere Aufgaben: Zunächst filtert sie die Luft. 80 Prozent der Keime, Krankheitserreger und Feinstaubpartikel bleiben an den Flimmerhärchen und an den Nasenschleimhäuten hängen. Viele Atemwegsinfektionen können dadurch verhindert werden.

Die Atemwege

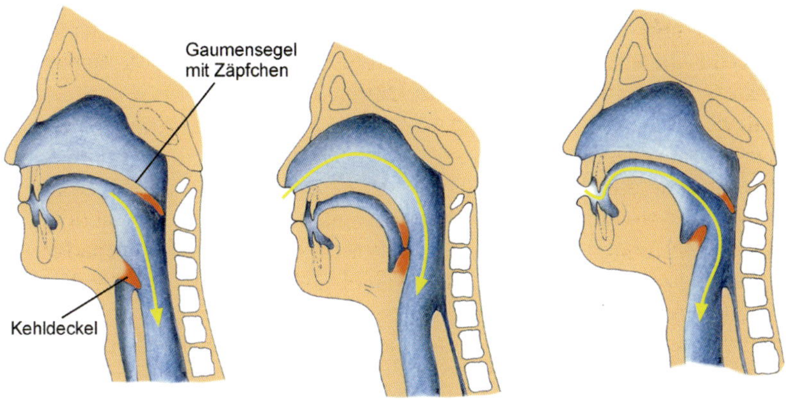

Schlucken
Beim Schlucken wird das Gaumensegel (oder Zäpfchen) gehoben, der Eingang der Luftröhre durch den Kehldeckel verschlossen. Somit können keine Speisereste in die Luftwege gelangen.

Nasenatmung
Wenn wir normal durch die Nase einatmen, wird das Gaumensegel gesenkt und der Kehldeckel gehoben, so dass die Atemluft ungehindert vom Nasen-Rachen-Raum durch die Luftröhre in die Lunge strömen kann.

Mundatmung
Beim Tauchen erhalten wir unsere Atemluft vom Atemregler via Mund zugeführt. Normalerweise ist dabei das Gaumensegel gehoben, der Kehldeckel selbstverständlich auch.

Umgekehrt ist ein großer Teil der Menschen, der oft Husten und Erkältungen hat Mundatmer. Die Nase kann man also als eine Art Mundschutz sehen, vieles bleibt hier hängen. Dazu temperiert sie die eingehende Luft und sorgt so dafür, dass die Lunge diese harmonischer aufnehmen kann.

Natürlich ist die Nase unser Riechorgan und somit so etwas wie ein Türsteher, der verhindert dass etwas Unpassendes herein kommt. Zwar ist ein Spaziergang an einem frisch gedüngten Feld schöner mit verstopfter Nase, aber unangenehme Dämpfe, Gifte und vieles mehr registriert unsere Nase ebenfalls und kann uns dadurch warnen und schützen.

Zu guter Letzt befeuchtet die Nase über ihre Schleimhäute die Luft und das ist gut, denn eine feuchte Nasenschleimhaut, transportiert Schleim und mit ihm Krankheitserreger besser ab. Eine feuchte Nase unterstützt die Nasenatmung.

Wir machen eine erste Übung und da wir in den kommenden Seiten öfter „zusammenarbeiten" sprechen wir Dich wie Deine Trainer mit Du an.

Übung: Wechselatmung

1. Nimm die Hand an die Nase. Nutze den Daumen und den Zeigefinger der rechten Hand.
2. Der Daumen verschließt das rechte Nasenloch, der Zeigefinger das linke Nasenloch.
3. Löse den Zeigefinger und atme langsam durch das geöffnete linke Nasenloch ein.
4. Schließe das linke Nasenloch.
5. Öffne nun langsam das rechte Nasenloch
6. und atme langsam wieder aus.

7. Durch das immer noch geöffnete rechte Nasenloch atmest Du nun ein.
8. Nach einer vollständigen Einatmung schließt Du das rechte Nasenloch
9. und atmest durch das linke wieder aus.
10. Das war ein Durchgang, Du kannst mehrere Durchgänge üben.

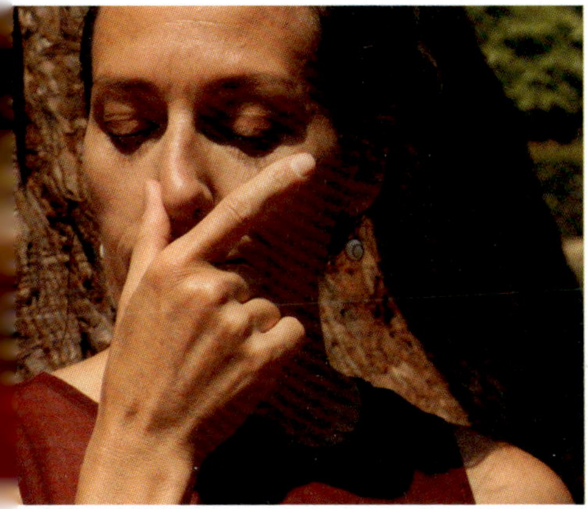

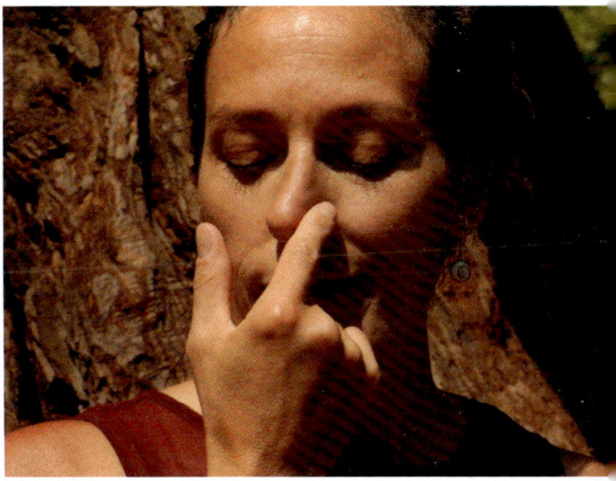

Wie geht es Dir nach dieser Übung?
Kannst Du nun besser durch die Nase atmen?
Super!

Klappt nicht richtig? Kein Problem. Es ist spannend, aber im Allgemeinen bekommen wir nicht immer durch beide Nasenlöcher gleich gut Luft. Ein Nasenloch scheint sich immer etwas schwerer zu tun. Bei manchen ist es anatomisch bedingt und eine krumme Nasenscheidewand macht vielleicht aus einem prallen Luftstrom ein zartes Lüftchen. Manchmal wechselt das „bessere" Nasenloch aber auch und man bekommt heute rechts besser Luft als gestern.

Diese Wechselatmung ist deswegen so bedeutsam, weil wir durch das Berühren der Nase mit unseren Fingern, verschiedene Druckpunkte stimulieren, die unsere Nase zusätzlich befeuchten.

Und gerade wenn die Nase gelegentlich trocken ist, dann hilft diese Übung die Nase innen feuchter zu machen und dadurch besser durch die Nase atmen zu können.

Bekommst Du gar keine Luft durch die Nase?
Dann nutze entweder Wasserdampf und inhaliere diesen durch die Nase. Oder mache eine Nasenspülung mit einem Nasenspülkännchen. Dabei wird Salz, zum Beispiel Emser Salz (2,5 Gramm Beutel) aus der Apotheke oder auch einfach Salz ohne Zusatz von Rieselhilfen - eine Brise von etwa zwei bis drei Gramm - in einem Nasenspülkännchen in handwarmen Wasser aufgelöst. Dann beugt man sich über das Waschbecken und neigt den Kopf nach links, so dass das rechte Nasenloch erhöht ist. In das rechte Nasenloch wird nun vorsichtig das Kännchen eingeführt. Langsam bahnt sich das Salzwasser den Weg und verlässt durch das linke Nasenloch wieder die Nase. Wenn das Kännchen nur noch halbvoll ist wechselt man das Nasenloch und neigt den Kopf nach rechts, so dass nun durch das rechte Nasenloch das Wasser wieder austreten kann.
Zu Beginn ist es ungewohnt und etwas Wasser geht vielleicht daneben oder der Niesreiz ist stark. Je öfters es gemacht wird, umso angenehmer wird es

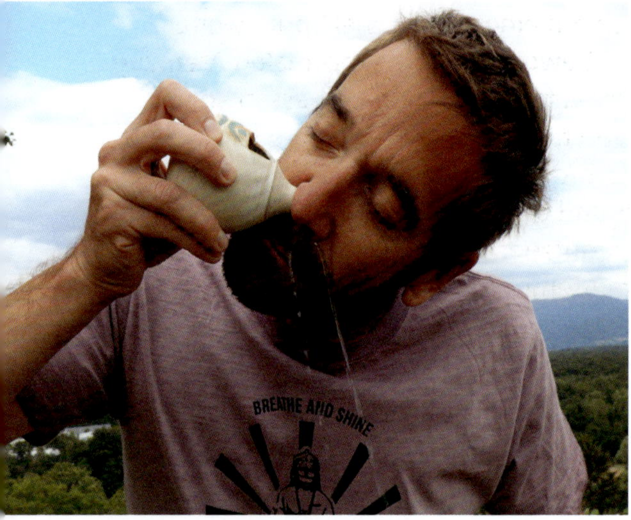

Eine Messerspitze Salz, in körperwarmes Wasser gelöst, ist bei der Nasenspülung am angenehmsten. Damit das Wasser nicht zu heiß ist, kann es am Handinnengelenk getestet werden, bevor es in die Nase geführt wird.

funktionieren. Zur Not kann man diese Übung auch mit Hilfe eines Schnapsgläschens machen.

Und zu guter Letzt sehen wir diese Übung auch sportlich. Das Nasenloch ist natürlich enger und dementsprechend ist es schwierig durch die Nase zu atmen. Atme ich entgegen diesem Widerstand an, dann trainiere ich dadurch meine Atemmuskulatur.

DIE ATEMMUSKULATUR

Wir haben bereits erklärt, dass wir Apnoetaucher „Atemspezialisten" sind. Aber was macht uns eigentlich dazu und noch wichtiger, was habe ich davon, wenn ich nicht Apnoetauchen möchte?
Beim Apnoetauchen geht es darum mit nur einem Atemzug in die Tiefe zu tauchen. Je mehr man dabei einatmet, je weiter kommt man. Es ist wie beim Tanken mit einem Auto, viel Sprit - weite Strecke. Der „Normalatmer" bewegt bei einem normalen Atemzug zwischen 0,2 bis einem Liter Luft hin und her. Gemessen an der Totalen Lungenkapazität von fünf bis sieben Liter (diese Kapazität schwankt je nach Körpergröße und Geschlecht) ist das recht wenig. Indem wir bewusst und gesteuert atmen, können wir mehr von unserer Kapazität aktiv nutzen. Und wenn wir das tun, dann trainieren wir dabei unsere Atemmuskulatur.
Dieses Training betrifft vor allem das Zwerchfell und die Zwischenrippenmuskulatur. Das Zwerchfell als Hauptmuskel trennt Brust- und Bauchraum voneinander. Bei der Einatmung zieht es sich zusammen und senkt sich ab in Richtung Bauchraum. Bei der Ausatmung wölbt es sich nach oben und presst die Luft aus der Lunge.
Die Zwischenrippenmuskulatur folgt der Bewegung des Zwerchfells und ziehen sich bei der Einatmung ebenfalls zusammen, was dazu führt, dass sich die Rippen etwas anheben. Durch die Erweiterung des Brustkorbes entsteht ein Unterdruck, wodurch die Luft einsaugt wird.

Atemmuskulatur

Die natürliche Atmung beim Menschen ist aktive Muskelarbeit. Sie wird durch die Atemmuskulatur gewährleistet. Darunter versteht man diejenigen Skelettmuskeln, deren Aktivität zu einer Ausdehnung oder Verengung des Brustkorbs und damit zur Ein- bzw. Ausatmung führt. Hierbei kommt es auf das Zusammenspiel der verschiedenen Muskeln wie Interkostal- und Unterrippen- und die Atemhilfsmuskeln an. Der wichtigste Atemmuskel aber ist das Zwerchfell (Diaphragma). Je nach angewandten Atemtechnik, wie Bauch- und Brustatmung, werden die verschiedenen Muskeln eingesetzt.

Wenn wir ganz normal atmen, wird nur beim Einatmen zur Ausdehnung des Brustkorbs Muskelarbeit erforderlich. Durch den, aufgrund der Volumenerweitung entstehenden Unterdruck, wird Luft eingesaugt. Erschlaffen die Einatemmuskeln, zieht sich das elastische Lungengewebe wieder zusammen und presst die Luft aus den Lungen. Erst bei verstärkter Atmung oder bei Lungenerkrankungen muss die Ausatmung auch durch Hilfsmuskulatur unterstützt werden.

Den größten Anteil der Muskelarbeit beim Einatmen leistet selbst bei Ruhe mit einem Anteil von 60 bis 80 Prozent das Zwerchfell (Diaphragma). Es ist eine drei bis fünf Millimeter dicke Muskel-Sehnen-Platte, die beim Menschen wie bei allen Säugetieren die Brust- und die Bauchhöhle voneinander trennt. Mit ihrer kuppelförmigen Gestalt ist sie der wichtigste Atemmuskel. Lagebedingt wird dadurch die Atmung mit Hilfe des Zwerchfells als Zwerchfell- oder Bauchatmung bezeichnet. (FN)

Dabei sorgt die Zwerchfell- oder Bauchatmung dafür, dass tiefer und effizienter eingesaugt wird. Wenn man gestresst ist, dann atmet man schneller und flacher. Auf Dauer kann das zu Kurzatmigkeit und Beklemmung beim Atmen führen.

Die Bauchatmung übt Einfluss auf den Vagusnerv aus, der vom Kopf durch den Hals entlang der Wirbelsäule in Richtung Brusthöhle bis zum Bauchraum verläuft und die Tätigkeit vieler Organe

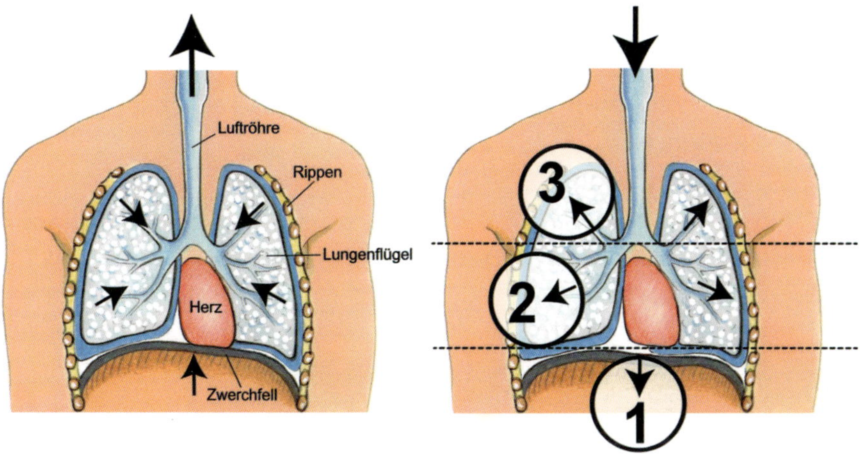

1: Untere Atmung • 2: Mittlere Atmung • 3: Obere Atmung

steuert. Er ist als Teil des Parasympathikus für Ruhe, Entspannung und Verdauung zuständig. Die Bauchatmung beruhigt, entspannt und ist eine tiefe Atmung.

Übung: Bauch- und Vollatmung

1. Stehe aufrecht, der Scheitel strebt zur Decke, die Schultern bleiben locker.
2. Lege eine Hand auf den Bauch, die andere auf Höhe des Herzens auf die Brust.
3. Atme durch die Nase, gegen den leichten Widerstand Deiner Hand in den Bauch.
4. Die Hand auf der Brust, überprüft, dass sich der Brustkorb dabei nicht hebt, denn im Moment konzentrieren wir uns nur auf die Bauchatmung.
5. Atme jetzt langsam ein und noch langsamer aus.
6. Mit der Einatmung hebt sich Deine Bauchdecke und strebt nach außen, mit der Ausatmung senkt sie sich nach Innen.

7. Das war ein Durchgang, Du kannst mehrere Durchgänge üben.

Herzlichen Glückwunsch, das ist die ruhige und entspannte Bauchatmung

Hat es nicht funktioniert?
Manche Menschen verlieren diesen normalen und für uns so wichtigen Atemrhythmus und müssen diesen langsam wieder lernen. Oft erscheint es genau umgekehrt zu sein und mit der Einatmung

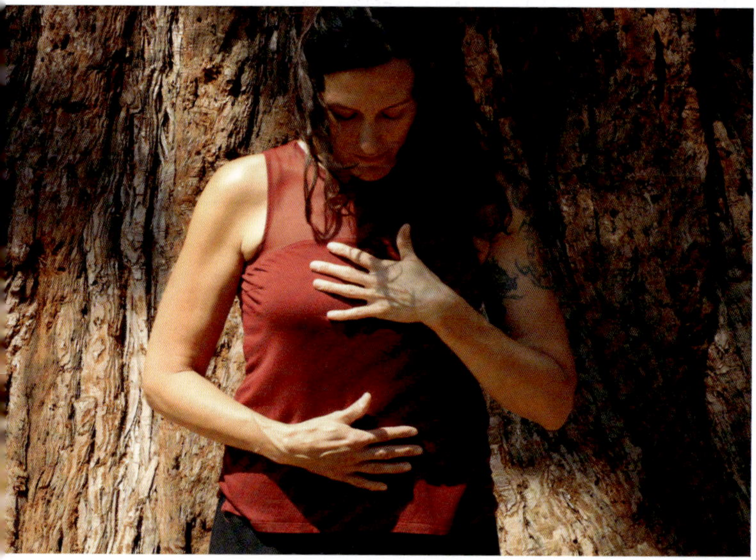

Bauch- bzw. Vollatmung

zieht die Bauchdecke nach Innen. Das ist aber nur scheinbar so, tatsächlich atmet man bei dieser fehlerhaften Art der Atmung nur zu flach und weil sich der Brustkorb weitet, scheint bei der Einatmung die Bauchdecke nach Innen zu ziehen. Versuche es solange, bis es klappt, dabei kannst Du mit der Hand einen leichten, zusätzlichen Druck gegen die Bauchdecke geben um die Ausatmung zu unterstützen, oder Du versuchst diese Übung zunächst im Liegen, wo sie Dir einfacher fallen wird.

Übung: In der stehenden Haltung jetzt mit der Vollatmung fortfahren.

1. Einatmen bis der Bauch vollständig gefüllt ist und die Bauchdecke nicht weiter nach außen strebt.
2. Ist der Bauchbereich voll, atmest Du weiter in die Brust ein. Durch die Hand auf der Brust, kannst Du das Heben des Brustkorbes besser wahrnehmen.
3. Dabei können sich Deine Schlüsselbeine leicht heben.
4. Nach einer kurzen Atempause atmest Du wieder doppelt so lange aus.

Dieses Einatmen ist ein Atemzug, der sich in Bauch- und Vollatmung unterteilt. Herzlichen Glückwunsch, das war der Schritt in die Vollatmung.

Wie fühlst Du Dich nach der Vollatmung?
Bist Du erfrischt oder müde?
Im Allgemeinen führt die langsame Bauchatmung alleine dazu, dass man ruhiger und entspannter wird. Atmen wir tief in den Bauch, dann können wir bis zu zwei Drittel unserer totalen Lungenkapazität nutzen. Das ist im Vergleich zu einer „normalen" und eher flachen Atmung schon sehr viel.

Die Vollatmung hat zwei Vorteile:

* Erstens führt die volle Ventilation der Lunge dazu, dass man wacher, vitaler und konzentrierter wird. Dabei immer auf Zeichen von Schwindelgefühlen achten. Im Falle von Schwindel sofort kurz hinsetzen. Danach langsamer weiter atmen.
* Zweitens werden mit jeder Vollatmung die Atem- und Atemhilfsmuskeln trainiert, durchblutet und gedehnt.

Diese Atemübungen werden normal immer durch die Nase gemacht. Um die Atemmuskeln weiter zu stärken, kann man aber

diese Vollatmung auch durch geschürzte Lippen (wie bei einem Kussmund) machen und so den Einatemstrom verlangsamen. Atmest Du gegen Widerstand ein, trainierst Du auch Deine Atemmuskulatur. Atmest Du gegen Widerstand aus, dann weiten sich Deine Bronchien. Diese leicht gepresste Ausatmung ist bei den Asthmatikern als Lippenbremse bekannt - wir kommen später noch einmal dazu. Wenn Du diese Atmung gegen den Widerstand der eigenen Lippen gut gemeistert hast und die Vollatmung so fünf Minuten durchführen kannst, hast Du die Möglichkeit den Trainingseffekt noch einmal zu erhöhen, indem Du durch einen Trink-Strohhalm atmest.
Versuche künftig im Sport die Nasenatmung. Wenn Du beim Joggen, Fahrradfahren, Nordic Walking oder Wandern durch die Nase atmest, dann riechst Du nicht nur die Dich umgebende Natur, Du befeuchtest auch die eingehende Luft, so dass Du nicht so schnell durstig wirst. Diese Atmung ist gesünder und trainiert Deine Atemmuskulatur.

Wenn unsere Lunge altert, werden die entlegenen Bereiche der Bronchien mit der Zeit nicht mehr vollständig belüftet und nach und nach geht Lungenkapazität verloren. Man kann mit Übungen zur Stärkung der Atemmuskulatur diese Alterung eventuell verhindern, zumindest aber verzögern und so die vorhandene Kapazität so lange und so effektiv wie möglich nutzen. Viele Menschen haben vielleicht eine große Lunge, nutzen diese aber nur unzureichend.

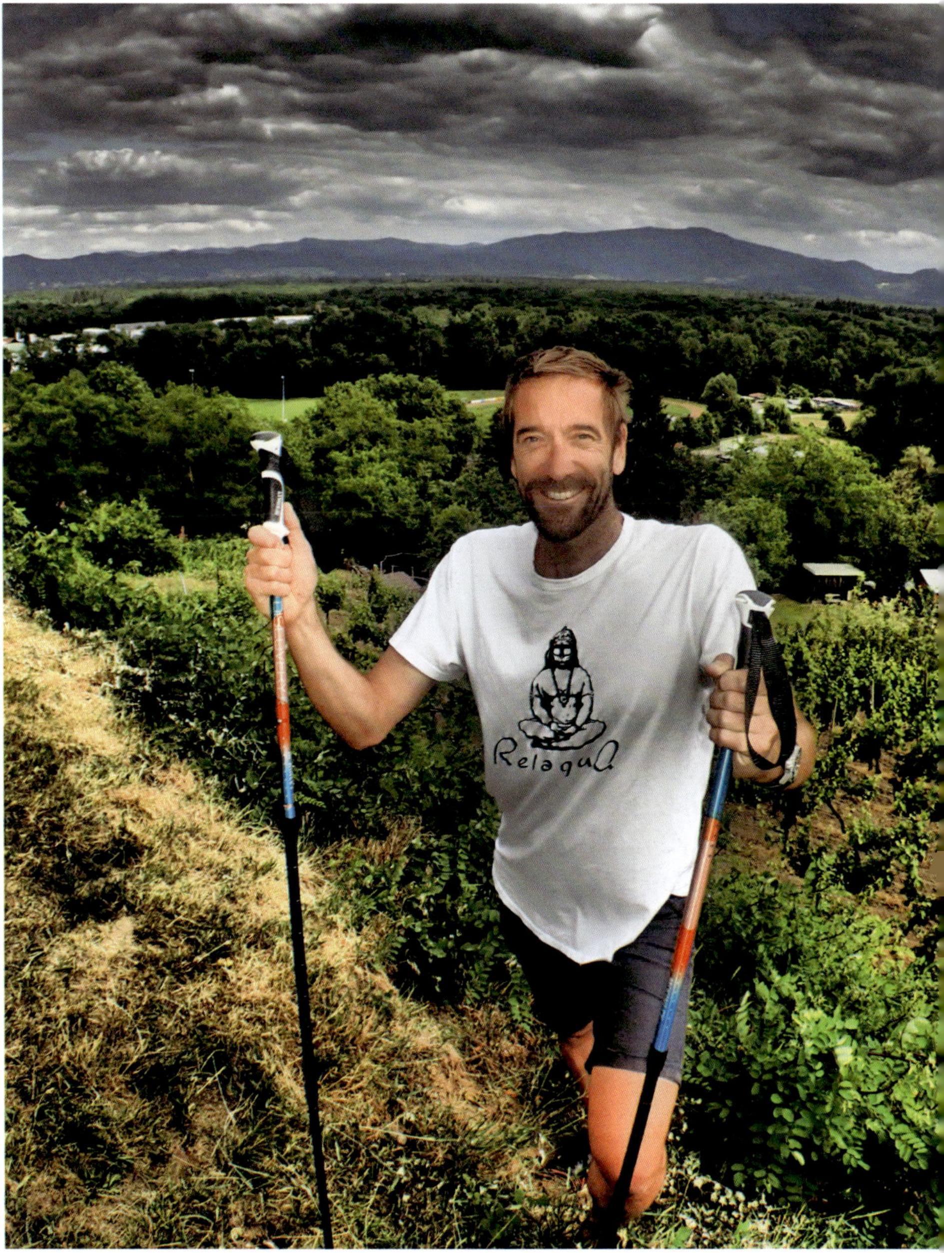

Atmest Du beim Sport durch die Nase, trainierst Du damit Deine Atemmuskulatur.

WARUM ATEMPAUSEN BEI DER ATMUNG SO WICHTIG SIND

Der Rhythmus der Atmung sollte aus Ein- und Ausatmung mit anschließender Atempause bestehen. Indem man langsam einatmet, noch langsamer ausatmet und vor der nächsten Einatmung kurz wartet, sorgt man dafür, dass diese Atempause dazu führt, dass sich die Lunge weiter entlüften kann. Das ist sehr wichtig, gerade bei Atemwegserkrankungen führt der gestörte Atemrhythmus ohne Atempausen dazu, dass zu viel eingeatmet wird. Die Lunge wird überbläht und es entsteht eine Art Lufthunger. Es wird immer mehr eingeatmet aus Angst, nicht genug Luft zu bekommen, was dazu führt, dass das Residualvolumen immer größer wird, der Anteil der Lunge, die man nutzen kann immer kleiner. Indem man darauf achtet, langsam und vollständig auszuatmen und Atempausen nach der Ausatmung zu setzen, kann man das verhindern.
Zusätzlich führt das Trainieren von Atempausen, auch nach der Einatmung dazu, dass man im Falle einer erschwerten Atmung, ruhig und entspannt sein kann. Diese erschwerte Atmung kann entweder eine Atemwegserkrankung sein, eine Kurzatmigkeit aufgrund einer körperlichen Tätigkeit oder wenn man eine Schutzmaske tragen muss.

WECHSELATMUNG MIT ATEMPAUSEN

Wir ergänzen jetzt unsere Wechselatmung aus dem Abschnitt „Nasenatmung" um die Atempausen. Starte bitte sehr entspannt mit kurzen Atempausen und steigere diese erst, wenn Du die Wechselatmung fünf bis 10 Minuten durchhalten kannst.

Übung: Atempausen nach dem Einatmen

1. Setze Dich entspannt in einer möglichst aufrechten Haltung, entweder im Schneider-, Lotus- oder Fersensitz auf dem Boden oder auch aufrecht auf einem Stuhl, ohne Dich anzulehnen.
2. Der Daumen der rechten Hand verschließt das rechte Nasenloch, der Zeigefinger das linke Nasenloch.
3. Löse den Zeigefinger und atme langsam durch das geöffnete linke Nasenloch ein.
4. Schließe das linke Nasenloch und mache eine Atempause.
5. Öffne nun langsam das rechte Nasenloch und atme langsam wieder aus.
6. Durch das immer noch geöffnete rechte Nasenloch atmest Du nun ein.
7. Nach einer vollständigen Einatmung schließt Du das rechte Nasenloch und machst eine Atempause.
8. Anschließend atmest Du durch das linke wieder aus.
9. Das war eine Runde, Du kannst mehrere Durchgänge üben.

Starte entspannt indem Du nach der Einatmung während der Atempause auf fünf zählst, bevor Du wieder ausatmest. Ein schöner Rhythmus aus Einatmung, Atempause und Ausatmung ist zum Beispiel: vier, acht, acht (4-8-8), also eine doppelt so lange Ausatmung, wie die Einatmung und eine ebenso lange Atempause, wie die Ausatmung dauert. Geübte Apnoetaucher und Atemyoga (Pranayama) Praktizierende bevorzugen den Rhythmus vier Sekunden einatmen,16 Sekunden Atempause und acht Sekunden ausatmen (4-16-8).

Hinweis:
Schließe bei dieser Übung die Augen und halte Deine Schultern locker. Diese entspannte Art der Atmung, gilt als eine Atemmeditation, aber dazu später mehr.

Übung: Atempause nach dem Ausatmen

1. Setze Dich entspannt in einer möglichst aufrechten Haltung, entweder im Schneider-, Lotus- oder Fersensitz auf dem Boden oder auch aufrecht auf einem Stuhl, ohne Dich anzulehnen.
2. Der Daumen der rechten Hand verschließt das rechte Nasenloch, der Zeigefinger das linke Nasenloch.
3. Löse den Zeigefinger und atme langsam durch das geöffnete linke Nasenloch ein.
4. Schließe das linke Nasenloch und mache eine Atempause.
5. Öffne nun langsam das rechte Nasenloch und atme langsam wieder aus.
6. Nach der vollständigen Ausatmung machst Du eine Atempause.
7. Durch das immer noch geöffnete rechte Nasenloch atmest Du nun ein.
8. Nach einer vollständigen Einatmung schließt Du das rechte Nasenloch und machst eine Atempause.
9. Anschließend atmest Du durch das linke wieder aus und machst eine Atempause.
10. Das war eine Runde, Du kannst mehrere Durchgänge üben.

Die Atempause nach der Ausatmung ist etwas schwieriger und sollte daher kürzer sein. Ein Rhythmus Einatmung, Atempause, Ausatmung, Atempause kann so aussehen 4-8-8-4

Wie fühlt sich diese Übung für Dich an?
Ist es anstrengend oder entspannend?
Wirst Du ruhig, oder hast Du das Gefühl der Atemnot?
Um die Atempause zu lernen ist es wichtiger die Übung länger zu machen, als intensiver. Also lieber die Atempausen zunächst kurz halten, aber die Übung dafür fünf bis10 Minuten durchhalten. Eine einfachere Variation zum Einstieg kann es sein, die Atmung durch

beide Nasenlöcher zu machen, also Einatmen, Atempause, Ausatmen, Atempause ohne dabei wechselseitig durch eines der beiden Nasenlöcher zu atmen.

Übung: Atmung Quattro Statione

1. Einatmen durch beide Nasenlöcher für zum Beispiel vier Sekunden.
2. Atempause für vier Sekunden.
3. Ausatmen für vier Sekunden.
4. Atempause für vier Sekunden.

Anm. des Herausgebers: Meine Lieblingsübung, weil ich mit ihr am schnellsten wieder die volle Sauerstoffsättigung erreichen kann.

Eine weitere schöne Übung um den Ausatemstrom zu verlangsamen und für eine bessere Ausatmung zu sorgen, ist die Bienenatmung.

Übung: Bienenatmung

1. Du setzt Dich entspannt in einer aufrechten Haltung, wie bei der Wechselatmung, entweder im Schneider-, Lotus- oder Fersensitz oder auch aufrecht und frei ohne Dich anzulehnen auf einem Stuhl, die Augen sind geschlossen, der Schulterbereich ist entspannt.
2. Atme durch beide Nasenlöcher langsam und voll ein.
3. Nach dem Einatmen setzt Du eine Atempause.
4. Die Ausatmung geschieht wie eine Biene summend und ebenfalls durch die Nase. Langsam summst Du Dich leer.
5. Am Ende, wenn Du das Gefühl hast, jetzt bist Du langsam leer geatmet, ziehst Du leicht den Bauch ein, was dazu führt, dass der Summton noch ein paar Sekunden länger andauert, die Lunge sich also noch weiter entlüften kann.

6. Vollständig ausgeatmet verharrst Du einige Sekunden, bevor Du langsam durch die Nase wieder einatmest und die Übung wiederholst.

Stimme ist vertontes Atmen und diese Übung sorgt dafür, dass sich die Stimmritze verengt und so das Ausströmen des Atems verlangsamt wird. Das kontrollierte langsame Ausatmen führt zu einer vollständigeren Entlüftung der Lunge und bildet einen schönen Gegensatz zum hektischen schnellen Atmen im Alltagsstress.

Wie hat sich die Übung und das Summen für Dich angefühlt?
Probiere verschiedene Summtöne aus und wähle einen aus, der für Dich am angenehmsten ist. Manche summen gerne in tieferen Tönen, manche in höheren. Dieses Summen und die Vibration im Schädel soll übrigens auch den Geist beruhigen. Du kannst

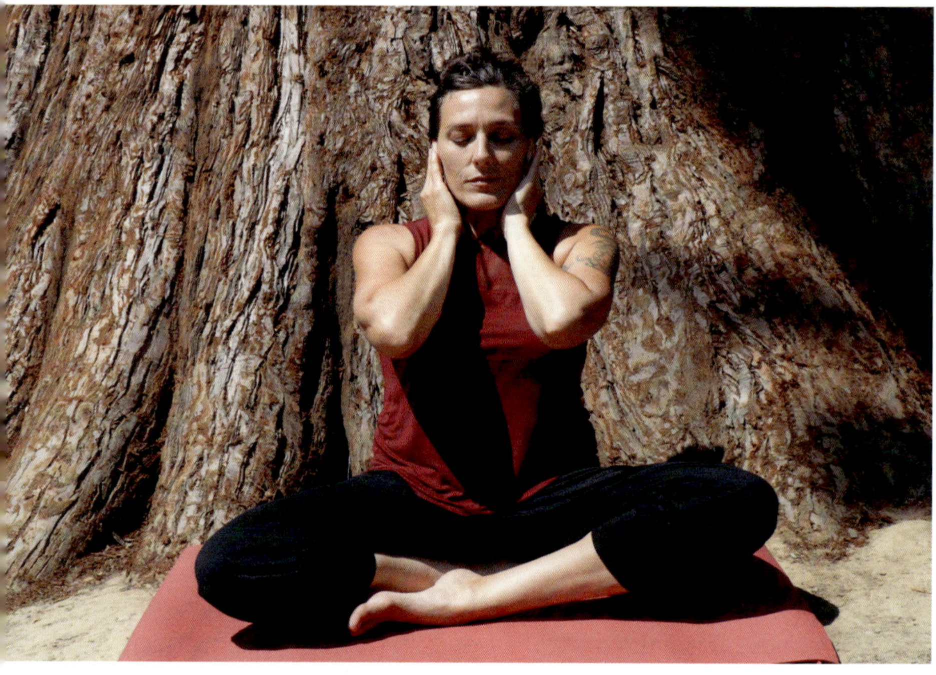

Durch das Schließen der Ohren wird das Summen noch intensiver wahrgenommen.

dieses Gefühl verstärken, wenn Du Dir beim Ausatmen, die Ohren zuhältst.

Übung: Atemtreppe

Die Atempause eines Apnoetauchers ist sehr lange. Die besten Apnoetaucher der Welt können über zehn Minuten die Luft anhalten. Das hat nicht nur mit Talent zu tun, es bedeutet Training, unter anderem Atemtraining. Die Übung Atemtreppe - je nach Sportart auch Tauch- oder Atemtabelle genannt - ist ein beliebtes Instrument, um seine Atempause langsam zu steigern und hilft auch bei Erschwernissen wie dem Tragen von Mund-Nase-Masken.

Setze Dich in einer bequemen Haltung auf den Boden oder auf das Sofa. Du kannst Dich einfach auch hinlegen.

1. Atme zwei Minuten ruhig in den Bauch.
2. Nimm zwei tiefe, aber langsame Vollatemzüge, wobei der Letzte ein besonders tiefer Atemzug ist.
3. Halte den Atem für 20 Sekunden an.
4. Danach atme wieder zwei Minuten ruhig in den Bauch.
5. Dann wiederholst Du die Atmung wie unter Punkt eins und führst die Atemtreppe erneut durch, wobei Du die Atemanhaltezeit unter Punkt drei mit jeder Runde um zehn Sekunden steigerst.
6. Du kannst nach einiger Übung die Zeiten auf 40, 50 und mehr Sekunden steigern.

Wie geht es Dir mit dieser Atemtreppe?
Ist sie Dir leicht gefallen oder hattest Du das Gefühl, dass diese Übung schwierig ist?
Dieses „trockene" Training führt manchmal dazu, dass ein Wärmegefühl entsteht. Der Schlüssel zu einer längeren Atempause liegt in der Entspannung. Der Apnoetaucher ist zur Entspannung

verpflichtet, denn wenn er einen hohen Puls hat, dann kann er nicht lange die Luft anhalten. Versuche immer entspannter diese Atemtreppe Übung zu machen und Du wirst sehen, dass es immer leichter wird, obwohl die Zeit sich jedes Mal verlängert. Achte vor allem darauf den Nacken-Schulterbereich locker zu lassen. Ist der Nacken entspannt, folgt meist der Rest des Körpers dieser Entspannung.
Bei dieser Art, der sich langsam steigernden Atemtabelle ist es sehr entscheidend, dass man auch mental entspannt bleibt.
Der Trick ist eigentlich ganz einfach und jeder kennt ihn aus

Atemzentrum

Mehrere verschiedene Gruppen zentraler Nervenzellen werden als Atemzentrum zusammengefasst, Sie haben zusammen die Aufgabe die Abläufe unserer Atmung zu sichern, ohne dass wir zum Beispiel im Schlaf daran denken müssen, also unbewusst zu steuern. Die Schwerpunkte dieses Atemzentrums liegen im Bereich des Stammhirns im verlängerten Mark (Medulla oblongata). Allerdings gibt es keine direkt steuernden Nervenzellen, sondern die Abläufe beim Atmen beeinflussen sich gegenseitig.
Zudem sind noch weitere Zellgeschehen und hormonelle Einflüsse für den funktionsgerechten Ablauf der Atmung von Bedeutung. (FN)

1. Stirnlappen - *Lobus frontalis*
2. Scheitellappen - *Lobus parietalis*
3. Hinterhauptlappen - *Lobus occipitalis*
4. Schläfenlappen - *Lobus temporalis*
5. Balken - *Corpus callosum*
6. Seitliche Hirnkammer - *Ventriculus lateralis*
7. Mittelhirn - *Mesencephalon*
   Zwischenhirn (8. und 9.) - *Diencephalon*
8. Hirnanhangsdrüse - *Hypophysis*
9. Dritte Hirnkammer - *Ventriculus tertius*
10. **Brücke - *Pons***
11. Kleinhirn - *Cerebellum*
12. **Verlängertes Mark - *Myelencephalon (Medulla oblongata)***

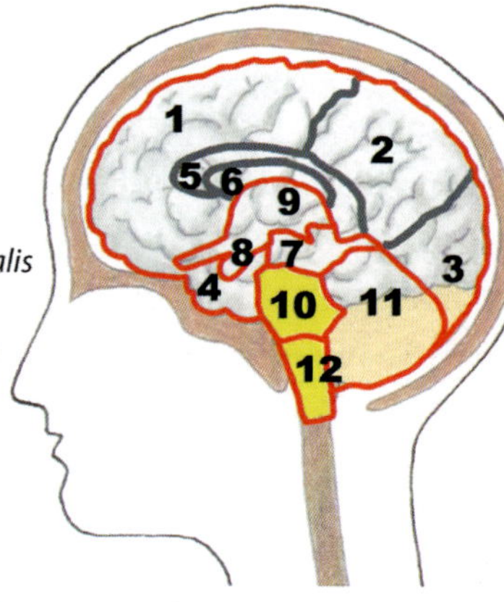

alltäglicher Erfahrung. Tut man etwas, vergeht die Zeit schnell. Wer wartet hat das Gefühl, es dauert ewig. Man muss sich vom Zeitgefühl gedanklich befreien.
Auch hier kann man von anderen lernen. Manche Apnoetaucher gehen in Gedanken an einem schönen Ort spazieren. Ich habe beim Luftanhalten immer meinen Körper gescannt. Das heißt, von den Füßen bis zum Kopf bin ich die einzelnen Körperteile mit meiner Aufmerksamkeit nach oben gewandert und habe in mich hinein gespürt. Waren einzelne Muskeln noch angespannt, dann habe ich diese entspannt. Es ist wichtig während des Luftanhaltens nicht die Sekunden zu zählen. Ein Körperscan kann sehr gut helfen deinen Geist in beiden Apnoephasen zu beschäftigen.

Du hast Dich vielleicht schon gefragt, warum manche Apnoetaucher*innen über zehn Minuten die Luft anhalten können und bei Dir schon nach einer halben Minute oder maximal ein bis zwei Minuten Atemnot aufkommt. Das liegt am Wissen, dass ein Apnoetauchgang aus zwei Phasen besteht und was während dieser Phasen im Körper vor sich geht.

1. Easy Going
2. Struggle Phase.

In der Easy Going Phase sind Apnoetaucher*innen entspannt und locker, die Luft kann ohne Anstrengung angehalten werden. Die Strugglephase beginnt mit einem Signal des Körpers, das Zwerchfell kontrahiert, ein Atemreiz entsteht. Wir beschreiben in einem späteren Abschnitt „Das Atemkraftwerk“, dass dieser nicht aufgrund eines niedrigen Sauerstoff- sondern eines erhöhten Kohlenstoffdioxid-Pegels ausgelöst wird. Also auch wenn wir Kontraktionen spüren, sind wir doch immer noch sehr gut mit Sauerstoff versorgt. Dieses Wissen führt zu einer entspannteren Haltung gegenüber den ersten Atemreizen, da keine Gefahr besteht, auch wenn es sich für einige so anfühlen mag.

Die Atemtreppe-Übung trainiert spielerisch die Toleranz gegenüber dem Atemreiz und trainiert Grundvertrauen bei „ohne Luft Situationen".

Du kannst diese Übung verändern, denn mit zunehmendem Training werden Dir die 20 Sekunden zum Start zu einfach. Du kannst sowohl die Atempause zu Beginn, als auch die Steigerung von 10 Sekunden auf Dich und an Deine Fähigkeiten anpassen. Dabei geht es nicht darum Dich sportlich herauszufordern, vielmehr soll Dir diese Übung zeigen, dass es gar nicht so schwer ist eine Zeit ohne Atem zu sein. Der in der Luft enthaltene Sauerstoff löst sich bei der Atmung ins Blut. Zu den Zellen transportiert, wird er in diesen verbraucht. Es dauert eine ganze Zeit, bis der Sauerstoffvorrat im Blut erschöpft ist. Deshalb können wir den Atem erheblich länger anhalten, als wir glauben. Diese Übung trainiert also unsere Atemmuskulatur. Das Wissen, dass man mit einer ungewollten Atempause gut klar kommen kann, gibt Sicherheit, so dass man im Falle einer erschwerten Atmung, ruhig und entspannt weiter atmen kann, ohne dass man in eine für uns ungünstige, stressige und flache Atmung verfällt.

ÜBUNGEN FÜR EINE JUNGE LUNGE

Im Laufe des Lebens kommt es zu Veränderungen der Lungenstruktur. Die Zahl der Alveolen geht zurück, die Elastizität der Lunge nimmt ab und die Lunge verliert an Volumen. Äußere Lungenbereiche werden mit zunehmendem Alter und mangelnder Übung nicht mehr ausreichend gedehnt und belüftet. Mit den folgenden Übungen sorgst Du für eine tiefe und volle Atmung, die Deine Lunge dehnt und so das Volumen erhält.

Hinweis:
Die beiden folgenden Übungen werden mit voller Lunge gemacht und können zu Schwindelgefühlen führen. Das Schwindelgefühl ist nicht gefährlich, solange man nicht umfällt. Im Falle eine Schwindelgefühls, bitte in einen ruhigen Atemrhythmus wechseln und sich sicherheitshalber kurz hinsetzen.

Übung: Der Gorilla

1. Du beginnst diese Übung in einer aufrechten und stehenden Haltung.
2. Du machst eine Vollatmung indem Du wie bisher durch die Nase zunächst in den Bauch und anschließend so lange in die Brust atmest, bis Du keine Luft mehr aufnehmen kannst. Deine Schlüsselbeine heben sich zum Schluss leicht.
3. Voll eingeatmet hältst Du den Atem an.
4. Mit den Fingerspitzen klopfst Du einige Sekunden den Brustkorb ab.
5. Mit geschürzten Lippen atmest Du stoßweise durch den Mund aus.
6. Wenn Du das Gefühl hast, es kommt keine Ausatemluft mehr heraus, ziehst Du die Bauchdecke ein und versuchst noch den

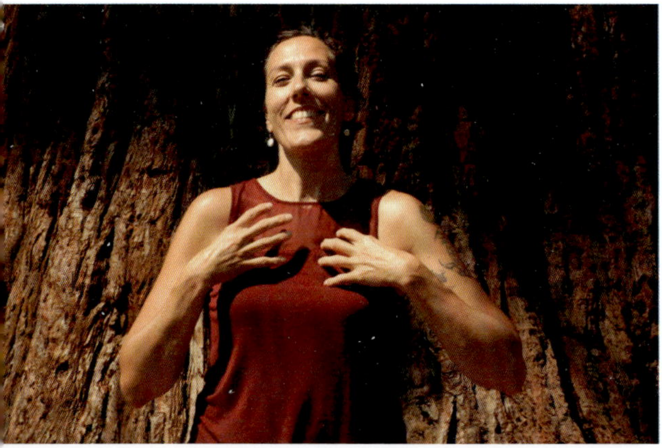

Gorilla-Übung:
In der ersten Runde wird der voll eingeatmete Brustkorb mit den Fingerspitzen abgeklopft.

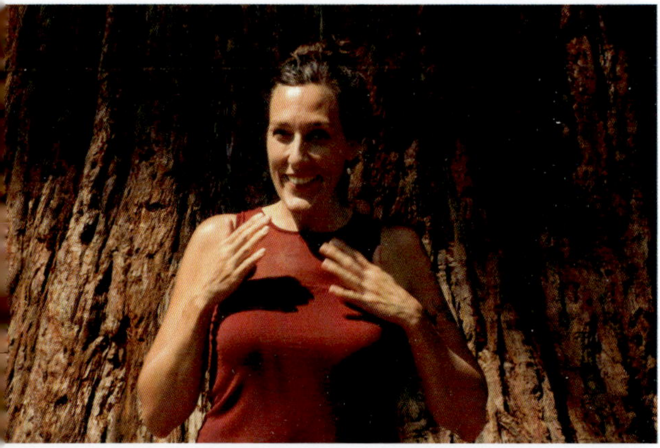

In der zweiten Runde geschieht das Ganze mit den Handflächen...

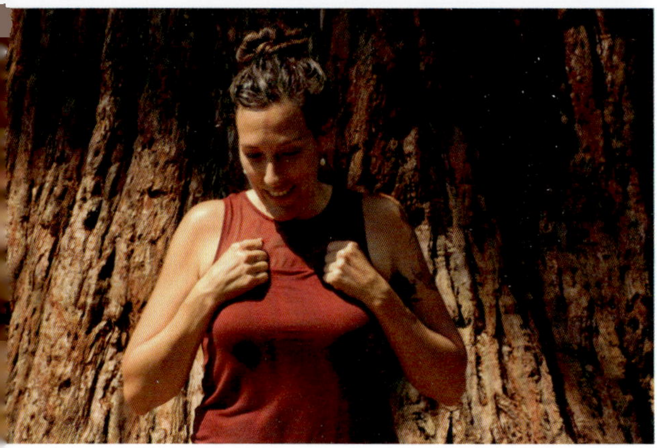

... und in der dritten Runde mit den Fäusten.

letzten Rest der Luft herauszupressen. Dabei stützt Du Dich mit den Händen auf den Oberschenkeln ab.

7. Zurück in der Ausgangsstellung folgen zwei, nicht übermäßig volle Zwischenatmungen
8. Nun wiederholst Du diese Übung, nur dass Du im nächsten Durchgang den Brustkorb mit den flachen Händen und in der letzten Runde mit den Fäusten abklopfst.
9. Das ist eine ganze „Gorilla-Trilogie!. Du kannst diesen Durchgang auch mehrmals wiederholen.

Spürst Du einen Unterschied beim Atmen?
Bekommst Du besser Luft? Kribbelt der Oberkörper?
Die Gorilla Atmung ist eine richtige Poweratmung. Sie löst Verschleimungen, verlangsamt die Alterung der Lunge, stärkt das Selbstbewusstsein, erhöht die Konzentration, kurz sie bringt den ganzen Atemapparat und unseren Kreislauf in Schwung. Zudem hält das Einziehen des Zwerchfells die Lunge jung. Im Alter verliert das Zwerchfell an Beweglichkeit. Indem wir in den Bauch atmen und unser Zwerchfell bewegen und flexibel halten, können wir die Alterung vielleicht verzögern.
Es ist eine sehr schöne Übung um in den Tag zu starten.

Übung: Aufladeübung

Auch die folgende Übung ist eine eher aktivierende Übung und dehnt besonders die Zwischenrippenmuskulatur. Es werden vor allem auch die Flanken gestretcht. Stelle Dir Deine Lunge als einen Ballon vor. Da wir diesen Ballon fast nie richtig aufblasen, ist er ein kleines bisschen verklebt. Mit der folgenden Übung, bläst Du den Ballon komplett auf. Man kennt vom Aufblasen eines richtigen Ballons, je öfter man das macht, desto einfacher und besser geht es.

1. Du beginnst diese Übung in einer aufrechten und stehenden Haltung. Die Hände liegen unterhalb des Nabels ineinander.
2. Du machst eine Vollatmung indem Du durch die Nase zunächst in den Bauch und anschließend in die Brust atmest.
3. Mit dem Einatmen lösen sich die Hände und Du nimmst mit dem Einatmen die Arme mit nach oben.
4. Dabei zeigen die geöffneten Handflächen nach oben, die Arme werden seitlich vom Körper weg gestreckt.
5. Mit dem Ende der Vollatmung sollten die Hände über dem Kopf zusammen geführt werden und die Finger ineinander greifen.
6. Voll eingeatmet, hältst Du den Atem an und stretchst die Flanke einmal nach links und einmal nach rechts.
7. Anschließend etwa doppelt so langsam ausatmen, wie Du eingeatmet hast.
8. Zum Schluss werden die Hände wieder unterhalb des Nabels ineinander gelegt.
9. Nach ein bis zwei Zwischenatmungen, wiederholst Du diese Übung.

Diese Übung ist eine Vollatmung, bei der wir Atmung und Bewegung koordinieren. Je öfter diese Übung gemacht wird, umso besser wird das Timing stimmen, so dass mit dem Ende des Einatmens, die Hände über dem Kopf zusammen kommen.

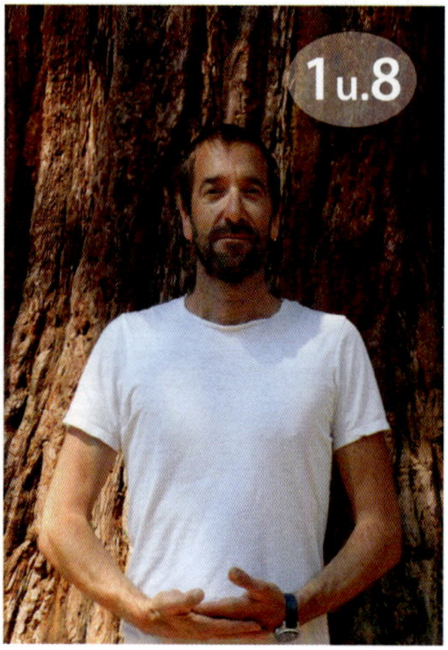

Spüre auch dieser Übung nach.
Bekommst Du besser Luft?
Bist Du wacher geworden?
Auch die Aufladeübung ist eine Übung, welche die Konzentrationsfähigkeit erhöht und geistig wach macht.

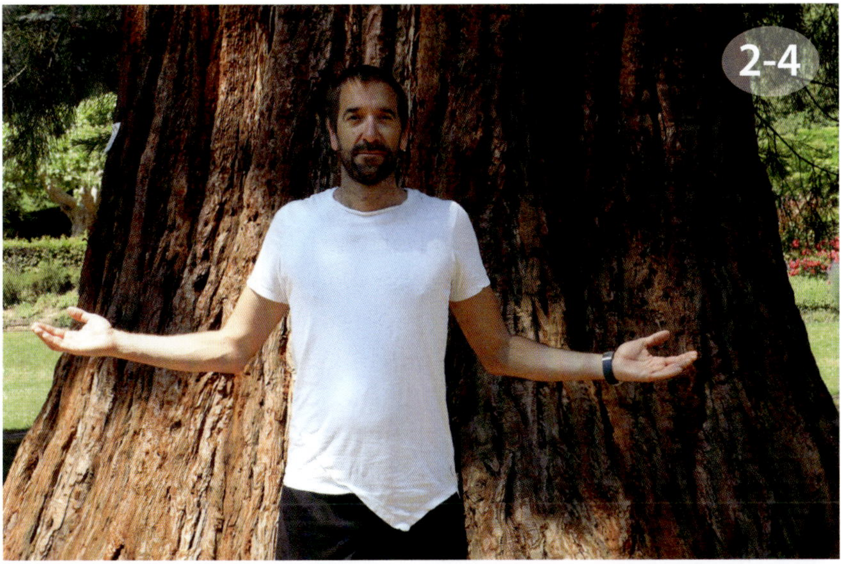

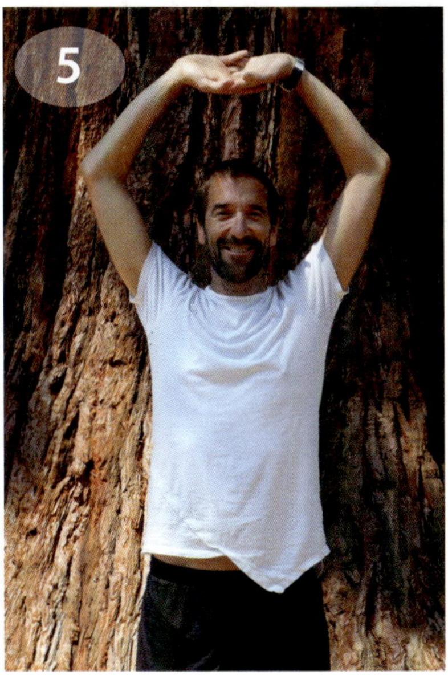

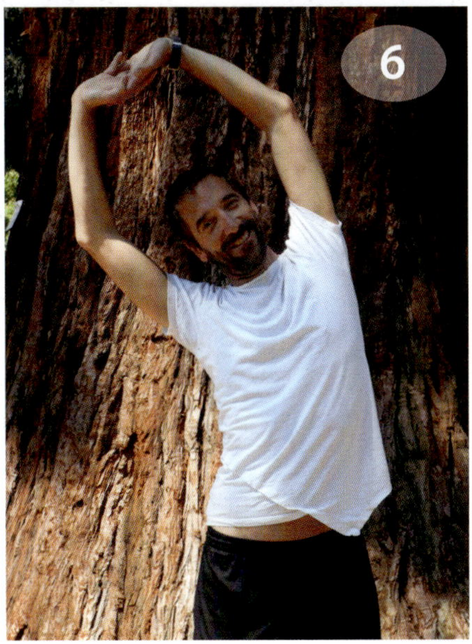

Diese Übung ist sehr gut geeignet um sich zwischendurch zu erfrischen.

WAS PASSIERT BEI DER ATMUNG

Das Atemkraftwerk

Wir atmen, im besten Fall, durch die Nase ein. Die eingehende Luft enthält 21 % Sauerstoff und 78 % Stickstoff und einige Edelgase und Kohlenstoffdioxid. Durch den Rachenraum gelangt die Luft weiter in die Luftröhre. Erst im Bereich des Kehlkopfes wird zwischen Nahrung und Luft unterschieden. Die Nahrung muss geschluckt werden, während die Luft ungehindert durch die offene Luftröhre über die Bronchien in die Lungenflügel gelangt. Gelegentlich bekommen wir etwas in den falschen Hals, das heißt, wir haben uns verschluckt und etwas Flüssiges oder Festes in die Luftröhre bekommen. Das führt dazu, dass wir Husten und dadurch versuchen diese Stoffe schnell wieder aus der Luftröhre zu befördern.

Die Lunge hat fünf Lungenlappen, drei rechts und zwei links. Die Luftröhren verzweigen sich über die Bronchien in der Lunge ähnlich wie die Äste und zweige eines Baumes immer weiter. So geht es von der Luftröhre über die Bronchien in die kleineren Bronchiolen, bis zum Schluss die Alveolen erreicht sind. Hier findet der sogenannte Gasaustausch statt und Sauerstoff wird ins Blut an die Roten Blutkörperchen abgegeben. Über das Blutkreislaufsystem gelangt das sauerstoffreiche Blut ins Herz, von dort über die Arterien in den Körper bis in die feinsten Blutkapillaren. Dort wo diese Kapillaren gerade noch den Durchmesser haben, dass die Roten Blutkörperchen vom Blutdruck durchgepresst werden können, wird der Sauerstoff in die Zellen zum weiteren Stoffwechsel, der Zellatmung abgegeben. Hier in den Kapillaren erfolgt auch die Abgabe des Kohlenstoffdioxids, des Abfallprodukts der Zellatmung aus den Zellen an das Blut. Das bislang arterielle Blut wird zum venösen Blut, das über die Venen ins Herz und von dort an die Lungenalveolen gelangt. Über die Bronchien und die Luftröhre wird das kohlenstoffreiche Ausatemgas schließlich ausgeatmet.

Wusstest Du, dass Dein Körper nicht den ganzen Sauerstoff verbraucht, den Du bei einem Atemzug einatmest?
Immerhin enthält unsere Ausatemluft noch circa 16 bis 18 Prozent Sauerstoff. Sonst würde ja die Mund zu Mund Beatmung keinen Sinn machen.

DAS ATEMZENTRUM
Ein Schiff und zwei Kapitäne

Der erste Kapitän unseres Atemzentrums sorgt dafür, dass das Schiff läuft. Sehr aufmerksam beobachtet er dabei den Kohlendioxidspiegel (CO_2 - Pegel) und den pH - Wert (Säure-Basen-Wert) des Blutes. Weniger Aufmerksamkeit widmet er dem Sauerstoffpegel im Blut, da dieser erstaunlicherweise kaum Einfluss auf das Betriebssystem im Atemzentrum hat. In Ruhe atmen wir circa15 mal pro Minute. Doch wann kommt der zweite Kapitän ins Spiel?

Läuft die Atmung also ganz autonom?
Meistens ja, aber wir können zeitweise willentlich in die Atemsteuerung eingreifen. Die Atmung ist also der einzige lebensnotwendige Vorgang, bei dem das funktioniert und uns damit die einzigartige Möglichkeit gibt unser Befinden mit zu gestalten.

Wusstest Du, dass sich unser Atemmuster verändert, wenn wir wütend, traurig oder verliebt sind?
Das geschieht durch verschiedene Rezeptoren im Stammhirn, die Impulse zum Atemzentrum senden, welche dann die Atemfrequenz verändern. Um jedoch ein verändertes Atemmuster wahrzunehmen fehlt uns oft die Aufmerksamkeit. Hier erscheint nun der zweite Kapitän und übernimmt das Ruder. Damit ist eine bewusst gesteuerte Atmung gemeint. Je öfter Du Dir Zeit nimmst und bewusst atmest und je mehr Aufmerksamkeit Du den

Atemübungen widmest, desto klarer fallen Dir Veränderungen im eigenen Atemmuster auf.

WAS ERSCHWERT DEINE ATMUNG UND WAS SCHÜTZT VOR INFEKTEN?

Es gibt eine Reihe von Erkrankungen der Lunge, die in den letzten Jahren zugenommen haben. Lungenkrebs, COPD (Chronische obstruktive Lungenerkrankung, englisch **c**hronic **o**bstructive **p**ulmonary **d**isease eine nicht heilbare Entzündung und Verengung der Atemwege), Asthma, Atemwegsinfektionen, Lungenentzündungen, Allergien und einige mehr. Die Ursachen dafür werden unter anderem in der Luftverschmutzung, verändertem Lebenswandel, wie dem vermehrten Aufenthalt in Räumen, Stress, veränderter Nahrung, mangelhafter Ernährung, Übergewicht, Rauchen und noch einigem mehr gesehen.

Dr. Karl Michael Beeh - Gründer des Institutes für Atemwegsforschung (INSAF) in Wiesbaden gibt folgende fünf Tipps zur Infektvorbeugung:

1. Regelmäßiges Händewaschen, da mehr als die Hälfte aller Erkältungen durch das Berühren von infizierten Oberflächen übertragen wird.
2. Regelmäßige Saunagänge, bzw. Wechselduschen - Saunagänger und aktive Kneipp Anhänger haben eine geringere Infektanfälligkeit.
3. Bewegung und Sport - schon 15 Minuten Bewegung täglich erhöht die Lebenserwartung und stärken das Immunsystem.
4. Ernährung - Obst, Gemüse wie Brokkoli, Spinat, Ingwer, Nahrungsmittel, die reich an Antioxidantien sind wirken sich positiv auf die Gesundheit der Lunge aus.

5. Positives Denken und Gelassenheit - Wer positiv denkt ist weniger anfällig für Atemwegsinfekte.

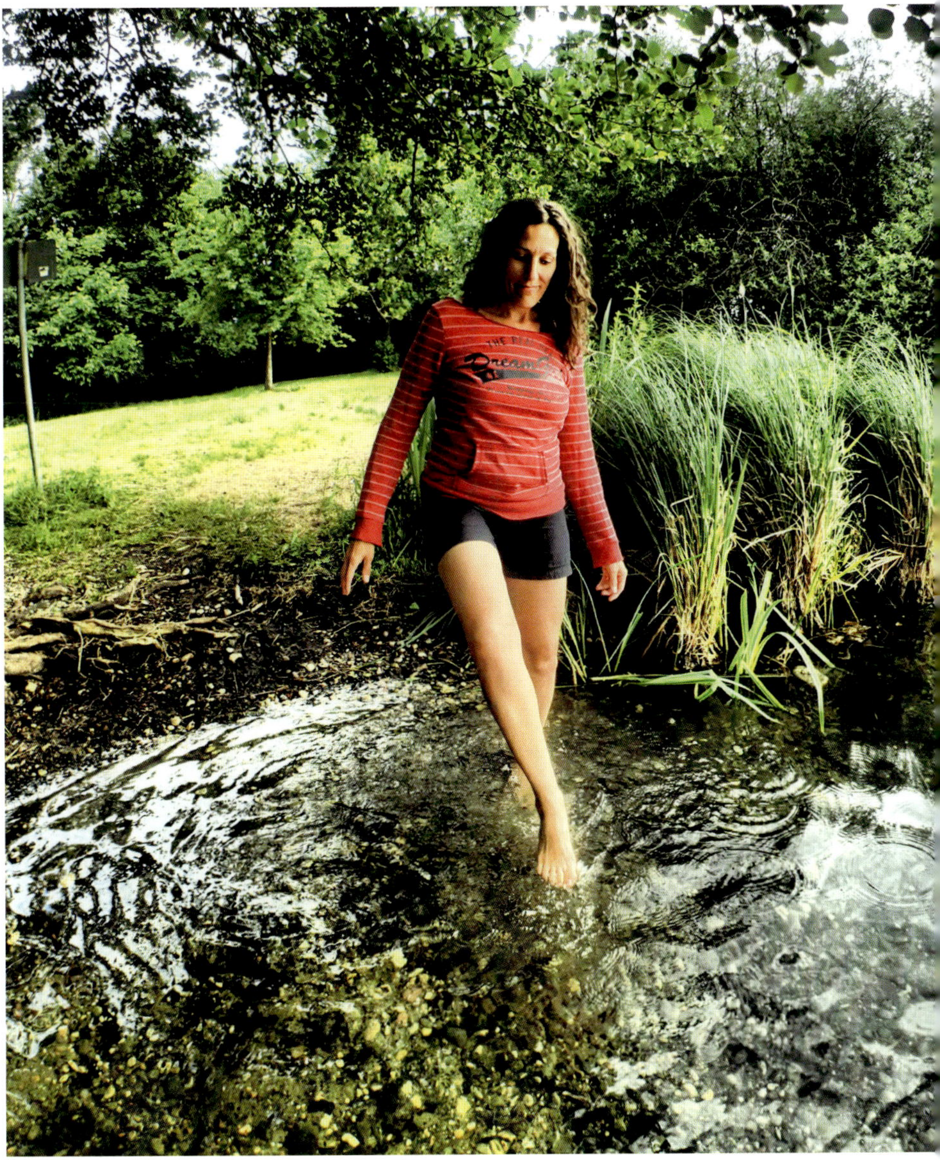

Kneippen stärkt das Immunsystem.

Wie Du Deine Lunge zuverlässig kaputt machst!

„Come to where the flavor is"
Rauchen ist für die schlimmsten Atemwegserkrankungen, wie zum Beispiel COPD verantwortlich. Lungenkrebs, eine der häufigsten Todesfallursachen, wird zu 90 Prozent bei Männern und 60 Prozent bei Frauen durch Zigarettenkonsum hervorgerufen. Da in den letzten Jahren mehr Frauen das Rauchen angefangen haben, holen sie kräftig auf. Tatsächlich sind sie sogar noch gefährdeter, weil ihre Lungen kleiner, die Zigaretten aber gleich groß sind. Es bleibt dabei nicht alleine bei Lungenkrebs. Auch weitere Krebserkrankungen werden durch Rauchen verursacht.

Rauchen, auch passiv, erhöht das Asthmarisiko bei Kindern und Erwachsenen. Asthma ist eine chronische Erkrankung der Atemwege, bei der sich die Bronchien anfallsweise verengen und die Symptome Husten und Atemnot auftreten

Obwohl die Datenlage noch nicht komplett überschaubar ist, haben Raucher offenbar ein erhöhtes Risiko für einen schweren Verlauf von COVID-19 (Englisch **c**orona**v**irus **d**isease 20**19**, deutsch Coronavirus-Krankheit-2019). COVID-19 bezeichnet eine pandemische Infektionskrankheit, zu der es infolge einer Infektion mit dem neuartigen Coronavirus SARS-CoV-2 kommen kann. Umgangssprachlich auch kurz Corona genannt.

Durch das Rauchen werden Lungenbläschen und Flimmerhärchen angegriffen und zerstört. Flimmerhärchen sind für den Abtransport von Schadstoffen verantwortlich. Sie sind sowohl in der Lunge als auch in der Nase. Die Flimmerhärchen der Lunge transportieren Schadstoffe bis zum Kehlkopf, wo diese verschluckt werden. Die Flimmerhärchen der Nase bringen Schmutzpartikel ebenfalls dorthin. Beeindruckend ist, dass bereits zwei Stunden

nach dem Einatmen einer Partikelwolke 80 Prozent dieser Partikel aus den Atemwegen entfernt sind.
Bei Rauchern sterben die, für den Abtransport von Schmutz so wichtigen Flimmerhärchen nach und nach ab und der Weg ist frei für die schlimmsten Lungenerkrankungen.

„Lieber ein paar Jahren weniger Leben und dafür auf das Rauchen nicht verzichten", sind Aussagen, die man immer wieder hört. Doch leider stirbt man eben nicht gleich und wer schon einmal an dem langsamen, siechenden und für die ganze Familie und Freunde belastenden jahrelangen Prozess eines Lungenkrebses beteiligt sein durfte, weiß, wie wenig erstrebenswert dieser Abgang ist.

Aber ein Vorteil gibt es laut der Bundeszentrale für gesundheitliche Aufklärung: Zehn Jahre nach einem Rauchstopp ist das Lungenkrebsrisiko um die Hälfte gesunken ist.

Wusstest Du, dass das Einatmen von Haarspray Deine Flimmerhärchen für über eine Stunde lähmen kann?
Die feinen Lacktröpfchen, die mit dem Spray als Aerosol über Dein Haar verteilt werden, sind natürlich auch in der ganzen Luft um Dich herum. Darum solltest Du während des Sprayens nicht atmen und am besten den Ort, wo Du Deine Haare eingesprayt hast sofort ohne zu atmen verlassen. Man weiß durch Versuche, dass diese feinen Aerosole bis zu 20 Minuten, in geschlossenen Räumen unter ungünstigen Umständen sogar bis zu einer Stunde in der Luft schweben.

EINE REINIGUNGSÜBUNG FÜR DEINE LUNGE

Die Stoßatmung gilt als eine reinigende Übung, die gerade für ehemalige Raucher oder angehende ehemalige Raucher die Gesundung der Lunge effektiv unterstützt. Durch das stoßweise und aktive Ausatmen werden Blockaden gelöst und Verschleimungen abtransportiert.

Übung: Die Stoßatmung - Hecheln durch die Nase

1. Du sitzt entspannt in einer möglichst aufrechten Haltung, entweder im Schneider-, Lotus- oder Fersensitz oder auch aufrecht auf einem Stuhl, die Augen sind geschlossen, der Schulterbereich entspannt, die rechte Hand liegt auf dem Bauch.
2. Atme bewusst und langsam durch beide Nasenlöcher ein.
3. Stoße nun die Luft über die Nase kraftvoll aus und ziehe dabei Deinen Bauch (Zwerchfell) nach innen Richtung Wirbelsäule.
4. Direkt anschließend erfolgt fast automatisch das Einatmen, die Du nicht forcierst, sondern passiv, wie es bei einem Blasebalg geschieht. Dein Bauch wird dabei wieder kurz weich und entspannt und wölbt sich etwas nach außen.
5. Direkt anschließend stößt du wieder kraftvoll die Luft durch die Nase aus und ziehst dabei deinen Bauch (Zwerchfell) nach innen Richtung Wirbelsäule.
6. Anschließend folgt automatisch eine Einatmung, die Du nicht forcierst, sondern die passiv, wie bei einem Blasebalg, geschieht.
7. Stoße so Deinen Atem ungefähr 10-20 Mal kraftvoll aus .
8. Das ist eine Runde.
9. Das Tempo zwischen Ein- und Ausatmen kann am Anfang zwei bis drei Sekunden dauern. Mit mehr Übung kannst Du dann richtig Gas geben, so dass Du mehrere Runden von 50 bis100 Atemstöße machst, wobei ein „Nasenhecheln" entsteht.

Wichtig dabei ist, dass die Konzentration auf Deinem aktiven Ausatmen liegt und das Einatmen passiv geschieht. Das bedeutet Du sollst nicht bewusst einatmen, sondern durch das Lockerlassen der Bauchdecke Luft wieder einströmen lassen.

Zu Beginn ist es nicht so einfach, zwischen dem Anspannen und dem Lockerlassen der Bauchdecke zu wechseln. Lass Dir beim passiven Einatmen und bis zur nächsten Stoßatmung ruhig zwei bis drei Sekunden Zeit. Je öfters diese, nicht ganz einfache Atemtechnik geübt wird, umso schneller und flüssiger geht es.

Diese Übung hat, wie die meisten Atemübungen ihren Ursprung im Atemteil des Yogas, dem „Pranayama" - übersetzt die „Beherrschung bzw. die Wurzel der Lebensenergie". Geübte Yogis können in einer Sekunde einmal ein und ausatmen und dies über einen langen Zeitraum.

Wie geht es Dir mit dieser Übung?
Fällt sie Dir leicht oder eher schwer?
Wenn Du Dir nicht sicher bist, ob Du diese Technik richtig ausführst, mache zunächst einen aktiven Atemausstoß und atme danach bewusst ein. Aktiv aus- und ausnahmsweise auch aktiv wieder einatmen. Das war eine Stoßatmung. Das aktive Einatmen ändert sich später in ein unwillkürliches Einatmen, ohne dass Du darüber Nachdenken musst. Wenn Du nach zehn Wiederholungen, das Gefühl hast, Du kannst weiter Stoßatmen, dann herzlichen Glückwunsch - Du beherrscht die Stoßatmung.

Hast Du das Gefühl, Du bist nach zehn Atemstößen leer geatmet, dann funktioniert das Lockerlassen der Bauchdecke noch nicht so gut. Du kannst zu Beginn den Bauch nach dem Einziehen etwas bewusster raus drücken. Nach und nach lernst Du und Dein Körper das Lockerlassen der Bauchdecke.

Zusätzlich zur Reinigung ist die Stoßatmung ein tolles Training für Deine Bauchdecke, Dein Zwerchfell und somit Deiner Atemmuskulatur. Gehe es erstmal langsam an.

1. 10 Stoßatmungen, folge im Anschluss für eine Minute Deiner natürlichen Atmung.
2. 10 Stoßatmungen gefolgt von einer Minute Deiner natürlichen Atmung.

Wiederhole diesen Rhythmus solang es für Dich angenehm ist. Machst Du diese Übung öfter als drei Durchgänge, kannst Du sogar einen leichten Muskelkater spüren. Falls es Dir schwindelig wurde, hast Du wahrscheinlich schon zu schnell oder zu lange geübt. Steigere Dich bei dieser Übung behutsam.

WIE KANNST DU DEIN ATMEN UNTERSTÜTZEN UND DADURCH GESÜNDER BLEIBEN?

Wir haben bereits einige Möglichkeiten besprochen, wie Du durch die Nase in den Bauch atmen kannst. Um die Nasenschleimhaut zu befeuchten haben wir bereits über die Wechselatmung und die Spülung der Nase gesprochen.

Einige Nahrungsmittel begünstigen das Verschleimen der Atemwege, wie zum Beispiel Milchprodukte und Fleisch. Besser sind Obst und Gemüse. Trockene Luft, zum Beispiel im Flugzeug oder die Klimaanlage im Hotelzimmer, fördern ebenfalls die Schleimbildung. Sobald die Nase verstopft ist, wird auch beim Schlafen vermehrt durch den Mund geatmet, was noch mehr dazu beiträgt, dass die Nase verstopft bleibt.

Als hauptberuflicher Apnoetaucher, Ausbilder und Reiseleiter weiß ich, dass gerade auf Reisen die Gefahr von Verschleimung besonders groß ist. Und mit verschleimter Nase, Stirn- und Nebenhöhlen ist der Druckausgleich beim Tauchen nicht mehr möglich. Daher versuche ich gerade auf Reisen immer vorzubeugen.

Unterwegs in fremden Ländern ist es nicht immer ratsam das Wasser aus dem Wasserhahn für die Nasenspülung zu verwenden, weil die Wasserqualität nicht in allen Ländern so gut ist, wie das Hahnenwasser in Österreich, Schweiz und Deutschland.

Daher funktionieren die folgenden Tipps, um Verschleimungen zu beseitigen bzw. vorzubeugen, auch auf Reisen sehr gut.

Wasserdampf inhalieren

Auf Reisen habe ich immer einen kleinen Reisewasserkocher dabei, weil dieser nicht in jedem Hotelzimmer vorhanden ist. Sobald das Wasser kocht, schalte ich das Gerät ab und öffne den Deckel und atme bewusst durch die Nase den heißen Wasserdampf ein. Immer wieder wiederhole ich diesen Vorgang, bis meine Nase feucht und frei ist.

Variante: Du kannst das Wasser auch in einen Behälter abgießen und dem heißen Wasser ein bis zwei Tropfen mentholhaltiges Öl, wie Eukalyptus, Minze, Kampfer etc. beifügen. So befeuchtest Du nicht nur die Nase, sondern hast einen natürlichen, schleimlösenden Zusatz, der Dich freier atmen lässt.

Der Tee am Morgen

Viele Heilkräuter werden für Tees verwendet. Es gibt heute verschieden Atem- und Bronchialtees. Solange der Tee noch zu heiß zum Trinken ist, kannst Du den entstandenen Dampf durch die Nase inhalieren.

Kneippen zur Stärkung des Immunsystems

Von Pfarrer Sebastian Kneipp ist vor allem das Wasser- oder Tautreten bekannt. Wenn der Körper einem Kältereiz ausgesetzt wird, fördert das die Durchblutung, bringt den Kreislauf in Schwung und kann Beschwerden, wie Bluthochdruck, Schlafschwierigkeiten, Kopfschmerzen, Schnupfen und Bronchitis lindern.

Der Knieguss kann zuhause oder in einem Hotelzimmer gemacht werden. Dabei wird der Duschkopf abgeschraubt, so dass ein gleichmäßiger Wasserschwall entsteht. Die Wassertemperatur soll kalt (zwischen 18 und 22 Grad Celsius) sein.

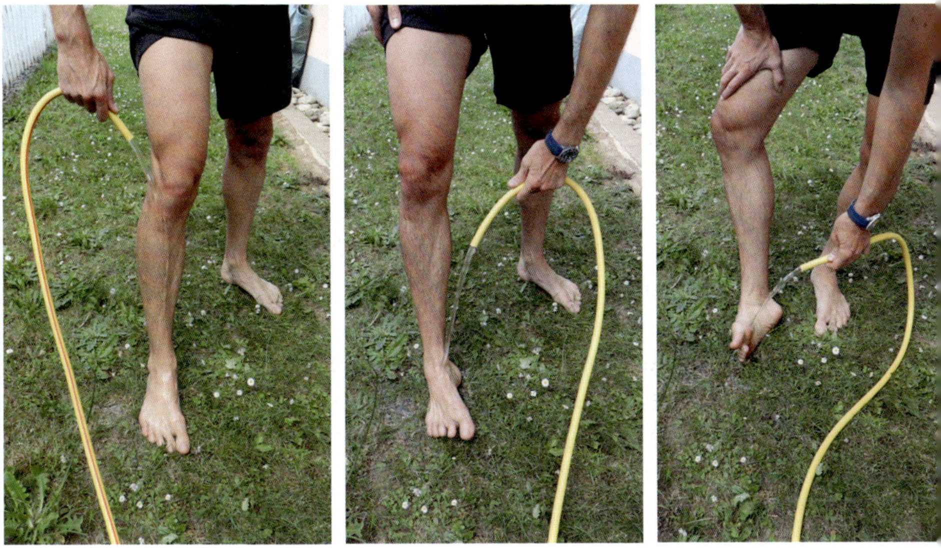

Der Knieguss.

Begonnen wird am kleinen Zeh der Außenseite des rechten Fußes. Der Wasserschwall wird außen langsam bis zum Knie nach oben geführt. Das Knie wird einige Sekunden „bewässert“ bevor der Wasserguss an der Innenseite des Beines langsam wieder nach unten zum Fuß wandert. Dann kommt das linken Bein, beginnend am kleinen Zeh. Du kannst diesen Vorgang zweimal wiederholen. Zum Schluss führst Du den Guss an deinen Fußsohlen entlang.

Im Anschluss wird das Bein nicht abgetrocknet, sondern das Wasser mit den Händen abgestreift. Danach trockene Kleidung anziehen, so dass die Verdunstungskälte, die Haut stärker durchblutet und den Kreislauf anregt. Der Kneippguss ist kurz, beginnend auf warmer Haut und setzt auf einen kurzen Reiz.

Was kannst Du bei einer Flugreise für Deine Atmung und Dein Immunsystem tun?

In Flugzeugen ist die Luft mit etwa 20 Prozent relativer Luftfeuchtigkeit sehr trocken, da so die Kondensatbildung in der Kabine vermieden wird. Dies führt jedoch bei den Fluggästen und der Crew zu trockenen Schleimhäuten.

Meerwasserspray vergessen? Halb so schlimm, denn Tee schnüffeln klappt auch im Flugzeug. Gerade in dieser für die Atmung ungünstigen Umgebung solltest Du nur durch die Nase atmen. Das gelegentliche Berühren der Nasenflügel regt die Nasenschleimhaut dazu an, besser zu durchbluten und somit feuchter zu werden. Zusätzlich hilft ein mentholhaltiges Öl, welches auf den Fingern unter die Nase gehalten werden kann.

Auf einer Flughafentoilette wirkt ein Knieguss für viele Mitreisende vermutlich befremdlich. Den Armguss kann man dort aber am Waschbecken auch machen. Halte Deinen Handrücken unter den laufenden kalten Wasserstrahl und führe den Arm so weit wie möglich nach oben. Wende an der höchsten Stelle Deinen Arm und wandere an der Arminnenseite entlang des Wasserstrahls langsam bis zur Handfläche nach unten. Dasselbe dann mit dem linken Arm. Insgesamt ein bis drei Durchgänge. Anschließend das Wasser nicht abtrocknen, sondern abstreifen.

DIE BEWUSSTE UND GESTEUERTE ATMUNG

Unser Atemzentrum hatte ich als Schiff mit zwei Kapitänen bezeichnet. Der eine ist für die „normale" Atmung, der andere beschreibt die „bewusste" Atmung. Treffender wäre, dass unsere Atmung auf Autopilot läuft und wir als Kapitän in die Steuerung eingreifen können. Wir steuern unsere Atmung indem wir zum

Beispiel ruhig in den Bauch atmen, simulieren so eine ruhige und entspannte Atmung, die der Atmung des Schlafs nahe kommt. Das Gehirn bekommt die Rückmeldung „Entspannung" und das führt dazu, dass wir ruhiger und gelassener werden.

Indem Du voll ein- und ausatmest, ventilierst Du Deine Lunge. Du wirst dabei vitaler und wacher, Deine Konzentrationsfähigkeit erhöht sich. Je besser Du in der Lage bist Deine Atmung zu steuern, umso besser kannst Du auch Dein Befinden positiv beeinflussen.

Du weißt jetzt schon, wie Du ruhig und tief atmen kannst (Bauchatmung), warum unsere Atemmuskulatur wichtig ist und wie Du sie trainieren, sie in ihrer optimalen Funktion bewahren kannst. Gehen wir zum nächsten Level - die Königsdisziplin die geführte und regulierende bewusste Atmung.

Übung: Atmen durch die verengte Stimmritze

1. Du sitzt in einer aufrechten Haltung, wie bei der Wechselatmung, entweder im Schneider-, Lotus- oder Fersensitz oder auch aufrecht auf einem Stuhl, die Augen sind geschlossen, der Schulterbereich entspannt
2. Gegen den leichten Widerstand Deiner verengten Stimmritze atmest Du langsam ein. Diese Verengung klingt wie ein leichtes Rauschen.
3. Vollständig eingeatmet machst Du eine kurze Atempause.
4. Anschließend atmest Du langsam aus, auch hier entsteht das rauschende Geräusch.

Diese Übung führt dazu Deine Atemwege zu verengen. Du kannst den Luftstrom regulieren und die Lunge sanfter und mit weniger Verwirbelungen befüllen. Du kannst dabei mit dem Widerstand spielen. Machst Du die Stimmritze sehr eng und atmest gegen einen starken Widerstand ein, trainierst Du damit auch Deine Atemmuskulatur. Atmest Du gegen einen starken Widerstand aus, erweitert das die Bronchien, ähnlich der Lippenbremse, welche Asthmatiker bei einem Asthmaanfall anwenden. Bei der Lippenbremse werden die Lippen, wie beim Pfeifen gespitzt. Das Verengen der Stimmritze bremst dabei den Atemstrom bereits eine Etage tiefer.

Wie geht es Dir mit dieser Übung?
Konntest Du die Stimmritze verengen?
Wenn Du Dir nicht sicher bist, dann atme zunächst durch den Mund aus. Versuche dabei einen imaginären Spiegel vor Dir anzuhauchen. Bei diesem „chahhh" Geräusch verengst Du die

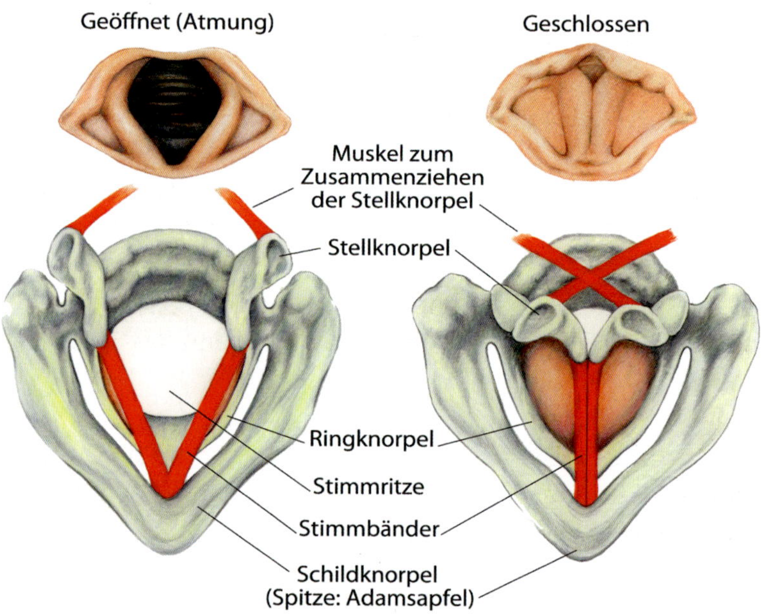

Der Kehlkopf besteht aus drei Knorpeln: Schildknorpel, Ringknorpel und Kehldeckel. Seine Aufgabe besteht in der Ventilfunktion für die Luftröhre. Die beiden Stellknorpel öffnen oder schließen die Stimmbänder.

Stimmritze. Jetzt versuche mit dieser Technik durch die Nase auszuatmen. Ziel ist es mit diesem Geräusch des „Meeresrauschens" sowohl ein- als auch auszuatmen. Jetzt wo Du weißt, wie Du die Stimmritze ansteuerst, kannst Du diese Bremse mal stärker und mal schwächer einsetzen.

Übung: Atmen durch die verengte Stimmritze und Bienenatmung

Zu Beginn des Buches hast Du die Bienenatmung ausprobiert. Dabei hast Du bereits bei der summenden Ausatmung ohne zu wissen die Stimmritze verengt. Jetzt kombinieren wir die Einatmung mit einer verengten Stimmritze und nach einer kurzen Atempause summen wir uns leer. Der Ablauf ist wie in der bereits beschriebenen Bienenatmung, nur dass wir bei der Einatmung auf die Verengung der Stimmritze achten.

Aufmerksamkeit auf die Atmung lenken

Wenn wir als Kapitän unser Schiff immer mit dem Autopilot fahren lassen, dann hat das den Nachteil, dass wir bei aufkommendem Sturm nicht mehr reagieren und die Segel einholen. Das Schiff muss ohne unser Zutun auskommen. Wir verlieren langsam das Wissen über die Segelkunst und sind hilflos, wenn das Schiff in Seenot gerät.

Mit der Atmung ist das ähnlich. Wenn wir immer wieder unsere unbewusste Atmung unbeaufsichtigt lassen, dann macht sie auch bei Sturm, was sie will.

Bist Du gestresst, bedrückt Dich etwas, hast Du Angst?
Dann verändert sich auch Deine Atmung. Gerade beim Erlernen mit Stress umzugehen ist die Beobachtung der Atmung das

perfekte Werkzeug, um den Stress schneller zu erkennen und mit der Atmung entsprechend entgegen zu steuern.

Du hast bereits gelernt, dass unser Atemzentrum nicht nur auf Kohlendioxid, den pH-Wert des Blutes etc. reagiert, sondern auch Nervenimpulse aus der Gefühlsregion bekommt. Bewegt uns etwas emotional, dann verändert sich auch unsere Atmung.

Erkennst Du das veränderte Atemmuster, kannst Du mit der Atmung an der Auflösung und Linderung dieser Emotion aktiv mitwirken. Oft macht man sich aufkommende Emotionen gar nicht bewusst, dadurch belastet man sich mental und eine schnelle flache Stressatmung verschlechtert diese Situation noch mehr.

Beobachtest Du Deine Atmung, wie der Kapitän das Meer und pflegst Dein Schiff, dann merkst Du schneller wann ein Sturm aufzieht und weißt wie Du Dein Schiff steuern musst, damit es keinen Schaden nimmt.

Übung: Wie verändert sich meine Atmung im Alltag?

Beobachte Deine Atmung in verschiedenen Situationen.
Wie atmest Du, wenn Du müde, traurig oder wütend bist?
Wie, wenn Du Sport machst oder wenn Du Dich freust?

Wenn Du eine schnellere Atmung wahrnimmst und dem eine langsame Bauchatmung mit Atempausen entgegensetzt, wie verändert sich dadurch Deine Gefühlssituation?
Beruhigt das Deinen Geist, Deinen Körper, Deine Emotionen? Oder bleibt all das unbeeinflusst?

DIE ATMUNG ALS WERKZEUG ZUR STRESSREDUKTION

Kennst Du die Situation, Du läufst in Deinem Job, zuhause auf 180, bist den ganzen Tag gestresst, merkst es aber erst, wenn Du abends im Bett liegst und nicht einschlafen kannst, weil Dich das Kopfkino wach hält?

Viele Menschen haben Stress, dabei handelt es sich nicht nur um die viel zitierten Manager, nein Stress kennt keinen Beruf, kein Geschlecht, kein Alter, auch wenn gewisse Altersgruppen besonders gefährdet sind. Man kann als Arbeitsloser mehr Stress haben, als jemand, der einer geregelten Arbeit nachgeht und viel weniger Freizeit hat. Uns belasten nicht nur offensichtliche Arbeiten,

Stress

Wissenschaftlich bedeutet dieser bereits 1914 geprägte Stress-Begriff einen von äußeren Reizen, den Stressoren erzeugtern Druck und innere Anspannung. Allgemein kann Stress als körperlicher Zustand der Belastung betrachtet werden.
Man unterscheidet dabei zwei verschiedene Formen von Stress. Eustress oder positiver Stress ist diejenige Stressform, bei der wir durch Motivation zu besonderer Leistungsfähigkeit angespornt werden.
Als Distress oder negativen Stress bezeichnet man dauerhafte Belastungen, die man nicht mehr bewältigen kann und sie deshalb als unangenehm oder gar bedrohlich empfindet. Länger währende Distresssituationen können krank machen.
Stressoren können sehr vielfältiger Natur sein. Als Stressoren kommen Lärm, Hitze, Kälte, unangenehme Gerüche, Arbeitsbelastungen, Krankheiten, schwelende Beziehungskrisen, Tod eines geliebten Menschen und vieles mehr in Frage.
Dabei reagieren Menschen sehr unterschiedlich auf solche Stressoren und was eine Person als Stress empfindet, nimmt eine andere womöglich gar nicht wahr. (FN)

sondern auch Gedanken, Ängste und Zweifel. Das Kopfkino, bzw. die automatischen Gedanken sind meistens negativ.

Stresshormone unseres Sympathikus, die für Flucht und Kampf zuständig sind, wie Adrenalin, Noradrenalin und Cortison führen dazu, dass der Herzschlag beschleunigt, der Blutdruck steigt und schnell Energie bereit gestellt wird. Dabei ist Stress nicht nur schlecht, er macht uns leistungsfähiger. Problematisch ist dauerhafter Stress, weil der uns krank machen kann und gefährliche Auswirkungen auf unser Herz-, Kreislaufsystem und unsere Psyche hat. Bis die Stresshormone wieder abgebaut sind, braucht es Zeit. Daher sollte auf eine stressige Anspannung eine Phase der Entspannung folgen.

Wie wichtig, dieser Wunsch nach Entspannung ist, sieht man nicht nur daran, dass die Krankenkassen Stress als Auslöser vieler Krankheiten anerkennen und ihre Mitglieder durch Zuschüsse für Stressreduktionskurse unterstützen. Auch an der Vielzahl von Angeboten wie Magazine, Sonderhefte, Fernsehsendungen, Blogs, Bücher, Kurse und Workshops zum Thema Stress, Burnout und mentale Erschöpfung wird klar, dass es eine steigende Nachfrage zu diesem Thema gibt.

Es gibt eine Vielzahl von Stressreduktionsmethoden, von denen die meisten sicherlich funktionieren würden. Ein Problem ist aber, dass man den Stress vielleicht gar nicht sofort bemerkt und so die Stresswerkzeuge im Werkzeugkasten liegen bleiben und man abends wieder mit Kopfkino nicht einschlafen kann. Das zweite Problem ist, dass jede dieser Methoden in den Alltag integriert werden sollte. Sie müssen am besten täglich praktiziert und geübt werden, damit sie funktionieren. Und weil das am Anfang ungewohnt und mühsam ist, machen wir das oftmals nicht, unser Alltag ist ja schon anstrengend genug.

Daher sehen wir die Atmung gegenüber allen anderen Stressreduktionsmethoden im Vorteil. Wir atmen ja im Alltag ständig, machen also überhaupt nichts Ungewohntes. Man muss sich die Atmung nur gelegentlich bewusst machen. Und das Beste daran, jeder von uns hat die Atmung immer bei sich. Einfacher geht es eigentlich nicht und schneller wirken nicht einmal Medikamente mit ihren Nebenwirkungen.

Je aufmerksamer Du bei Dir und Deiner Atmung bist, desto schneller erkennst Du Deine Stresssituation aufgrund Deines veränderten Atemmusters und kannst dieser durch richtiges Atmen begegnen. Mit der Atmung kannst Du also direkt Einfluss nehmen auf Dein sympathisches Nervensystem.

Übung: Die richtige Atmung im Pulstest

Sind wir angespannt, gestresst, in Bewegung, dann haben wir einen schnellen Herzschlag. Unser Puls liefert uns also einen Parameter für die Entspannung. Bist Du entspannt, ist der Puls niedrig. Nimm nun mit einer Pulsuhr oder Smartwatch Deinen Puls. Hast Du beides nicht, kannst Du den Puls an der Halsschlagader oder dem Handgelenk erfühlen. Zähle dazu Deine Pulsschläge in einer Minute.

Wie hoch ist Dein Puls jetzt?

Als Nächstes atme für zwei Minuten wie folgt:

1. Ruhig und langsam Einatmen durch die Nase in den Bauch und zwar nur Bauch-, keine Vollatmung.
2. Nach jedem Einatmen machst Du eine kurze Atempause und atmest doppelt so langsam aus, wie Du eingeatmet hast. Du kannst dazu die Stimmritze verengen, um die Geschwindigkeit des Atemstroms zu regulieren.

Wie verändert sich Dein Puls, ist er gefallen?
Davon gehen wir aus. Du siehst also, dass eine Entspannung sehr schnell mit Hilfe der Atmung zu erreichen ist.

Indem Du Deine Aufmerksamkeit auf Atmung und Puls gelenkst hast, haben die negativen Gedanken (Ängste, Sorgen etc.), bildlich gesprochen, nicht mehr so viel Raum in Deinem Kopf.

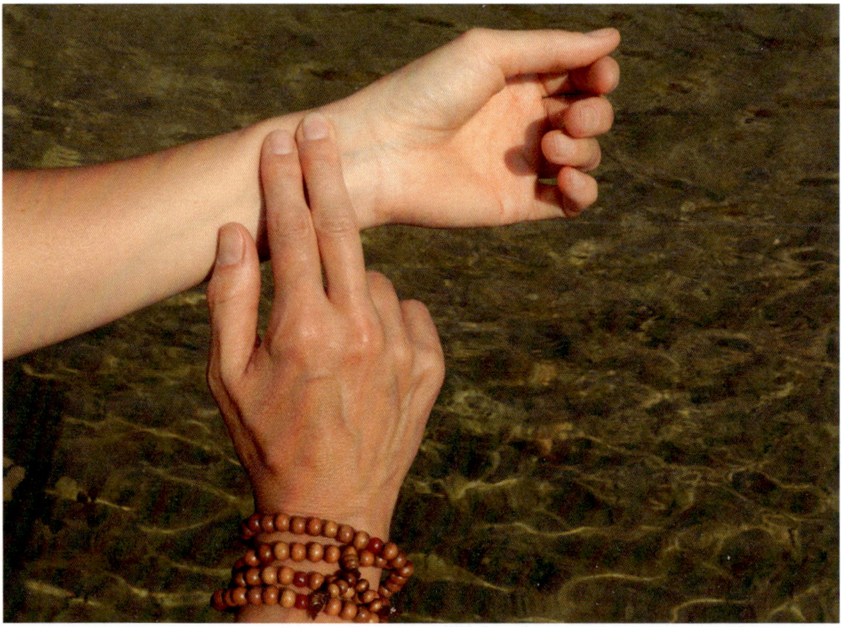

Miss Deinen Puls um zu sehen, wie stark Deine Atmung Einfluss darauf hat.

Übung: Die Atemmeditation

Die Aufmerksamkeit darauf zu lenken im Hier und Jetzt zu sein und die automatischen und oftmals negativen Gedanken zu beruhigen, ist Aufgabe der Meditation. Heute ist empirisch belegt, dass Meditationen keine esoterischen Rituale sind, an die man glauben muss, damit sie wirken. Sie wirken tatsächlich und haben positiven Einfluss auf unsere Gesundheit. Denn es ist nicht nur der Stress von Außen, der uns beeinflusst. Stress entsteht auch durch Gedanken, Sorgen, Zweifel, die sich in unseren ungewollten Denkmustern offenbaren. Wer seine Gedanken beruhigen kann und mental entspannt, ist ausgeglichener, kann besser schlafen und hat in fast allen Fällen eine positivere Einstellung zum Leben.

Wir haben bereits zweimal die Wechselatmung angesprochen, einmal um die Nasenatmung zu üben, einmal um die Atempause zu trainieren. Jetzt kommen wir erneut zur Wechselatmung, weil sie eine einfache Art der Meditation ist, eine Atemmeditation.

Wir machen sie in der Variante mit den Atempausen, weil wir wissen, dass die Atempausen auch dazu führen, dass der Puls gesenkt wird.

Übung: Atemmeditation - Wechselatmung

1. Setze Dich entspannt in einer möglichst aufrechten Haltung, entweder im Schneider-, Lotus- oder Fersensitz auf dem Boden oder auch aufrecht auf einem Stuhl, ohne Dich anzulehnen.
2. Der Daumen der rechten Hand verschließt das rechte Nasenloch, der Zeigefinger das linke Nasenloch.
3. Löse den Zeigefinger und atme langsam durch das geöffnete linke Nasenloch ein.
4. Schließe das linke Nasenloch und mache eine Atempause.

5. Öffne nun langsam das rechte Nasenloch und atme langsam wieder aus.
6. Durch das immer noch geöffnete rechte Nasenloch atmest Du nun ein.
7. Nachdem Du vollständig eingeatmet hast, schließt Du das rechte Nasenloch und machst eine Atempause.
8. Anschließend atmest Du durch das linke Nasenloch wieder aus.

Starte entspannt, indem Du nach dem Einatmen - während der Atempause - auf fünf zählst, bevor Du wieder ausatmest. Ein schöner Rhythmus aus einatmen, Atempause, ausatmen ist zum Beispiel vier - acht - acht, also ein doppelt so langes Ausatmen, wie Einatmen und eine ebenso lange Atempause, wie das Ausatmen dauert.

Indem Du Dich bei dieser Übung auf den Rhythmus aus wechselseitigem Einatmen, Atempause, Ausatmen, Wechsel des Nasenlochs konzentrierst, werden es ungebetene Gedanken schwer haben Dich zu stören.

Erweiterung der Atemmeditation

Nach einigen Minuten der Wechselatmung legst Du Deine Hände in den Schoß, die Augen bleiben geschlossen.

Du atmest im gleichen Rhythmus von einatmen, Atempause, ausatmen weiter.

Bei jedem Einatmen spürst Du die kühle Luft, die durch die Nase ihren Weg in Deinen Körper findet.

Bei jeder Atempause versuchst Du Dein Gesicht zu entspannen.

Ist Deine Stirn in Falten?
Versuche den Punkt zwischen den Augen zu entspannen und schaue in die Weite der geschlossenen Augen.

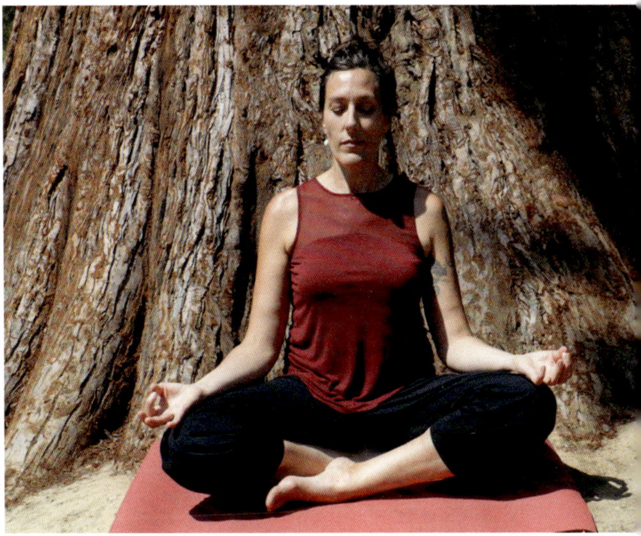

Mit jedem langsamen Ausatmen spürst Du die erwärmte Luft, die durch die Nase den Körper wieder verlässt.

Durch diese Übung schulst Du Deine Aufmerksam- bzw. Achtsamkeit, denn häufig zeigt sich gerade im Gesicht, wie entspannt man tatsächlich ist. Hast Du die Stirn in Falten gelegt, dann bist Du sehr wahrscheinlich noch nicht ganz entspannt.

Beißen die Zähne aufeinander?
Auch das sollte in einer Meditation nicht der Fall sein. Achte außerdem auf einen entspannten Nacken- und Schulterbereich. Indem immer mal wieder diese „Anspannungszonen" überprüft werden, kannst Du erkennen, wie entspannt Du wirklich bist. Ist der Körper entspannt, dann kann auch der Geist entspannen.

ERSTE HILFE BEI SCHLAFPROBLEMEN

Für Schlafprobleme gibt es eine Reihe von Ursachen. Die Schlaflabore der Kliniken teilen an ihre Patienten mit Einschlafschwierigkeiten sogenannte „Merkblätter zur Schlafhygiene" aus. Daraus geht hervor, was uns den Schlaf raubt und wie wir dagegen agieren:

* **Alkohol:** Trinken Sie drei Stunden vor dem zu Bett gehen keinen Alkohol mehr. Alkohol wirkt sich vor allem auf die zweite Schlafhälfte negativ aus
* **Rauchen:** Rauchen Sie nach 18 Uhr nicht mehr, Nikotin wirkt sich auf den Schlaf ähnlich negativ aus, wie Koffein. Die Wechselwirkung von Rauchen und Alkohol wirkt sich besonders negativ aus.
* **Koffein- oder Teein:** Vier bis acht Stunden vor dem Zubettgehen keinen Kaffee, andere Koffein- oder Teein haltige Getränke mehr.
* **Essen:** Nehmen Sie drei Stunden vor dem Zubettgehen keine größeren Mengen an Essen zu sich
* **Sport:** Körperliche Betätigung über den Tag ist wichtig, aber keinen Sport mehr nach 18 Uhr, denn Sport regt das Sympathische Nervensystem an.
* **Medien:** Zwei Stunden vor dem Schlafen gehen, kein Mobiltelefon, kein Computer, kein Fernsehen oder Ähnliches.

Und noch Einiges mehr, auch wenn es auf den ersten Blick gegen jegliche Alltagsgewohnheit gerichtet zu sein scheint. Nachzulesen zum Beispiel im Merkblatt zur Schlafhygiene der Lunge, Zürich.

Übung: Atmen gegen das Kopfkino

Vielleicht kennst Du die Situation?
Du möchtest schlafen, aber Dein Gedankenkarussel dreht sich pausenlos. Dieses Kopfkino sind überwiegend die Sorgen, die uns plagen. Nachts wenn unser Körper zur Ruhe kommt, spuken die Gedanken im Kopf herum und lassen uns nicht oder nur schwer einschlafen. Um mehr Ruhe zu bekommen, nutzen wir auch hier die ruhige Bauchatmung. Wir wissen bereits, dass uns diese Art der Atmung entspannt.

1. Leg Dich vor dem Einschlafen auf den Rücken.
2. Platziere ein Gewicht, zum Beispiel einen Stein mit etwa einem halben Kilogramm Gewicht auf Deinem Bauch im Bereich des Nabels, wo es für Dich am Angenehmsten ist.
3. Gegen den leichten Druck des Gewichts atmest Du in den Bauch, langsam ein und langsam aus.

Der Stein lenkt Deine Aufmerksamkeit auf die Bauchatmung. Indem Du Dich darauf konzentrierst wird zum Einen Deine Entspannung angeregt und Du wirst ruhiger. Zum Anderen gibst Du Deinem Kopf eine Aufgabe mit der er sich beschäftigen kann.

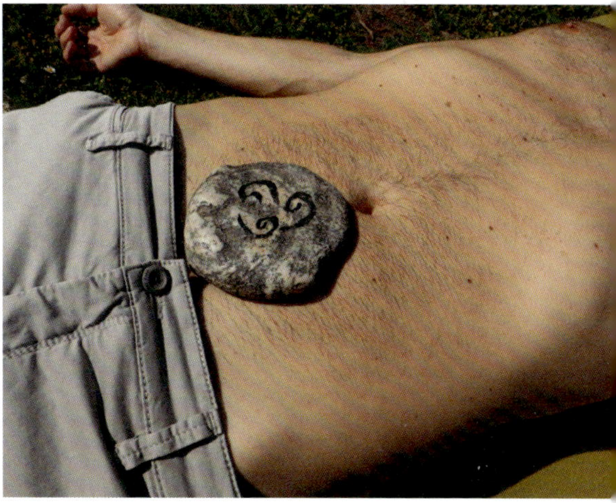

Vor dem Zubettgehen hilft Dir auch die Wechselatmung um Deinen Geist zu entspannen.

ATMUNG IM ALLTAG

Die bewusste Atmung ist also die einfachste Möglichkeit das eigene Befinden zu steuern. Wir können mit Hilfe der Atmung die Konzentration erhöhen, vitaler werden, ruhiger und entspannter sein, besser einschlafen und vieles mehr.

Je mehr Du im Alltag von Deiner „normalen" Atmung auf die bewusste Atmung wechselst, umso schneller erkennst Du, wenn sich Dein Atemmuster zum Beispiel aufgrund von Stress verändert. Du merkst vielleicht an Deinem Atmen den Stress, die Angst, die Wut, noch bevor Du sie Dir bewusst gemacht hast. Je öfter Du aufmerksam bei Dir und Deiner Atmung bist, desto schneller erkennst Du, ob Du unbewusst durch den Mund atmest und nicht wie es sein soll, durch die Nase.

NUTZE ATEMPAUSEN

Auch das bewusste Atmen muss praktiziert und angewendet werden, damit es Dir helfen kann. Dabei schenkt uns das Leben eine Reihe von Pausen, die es uns ermöglichen bewusst zu atmen oder sogar eine Atemübung zu machen. Solche Pausen sind zum Beispiel:

* Rote Ampeln
* Warteschlangen
* Staus
* U-Bahn, S-Bahn, Bus und Zugfahrten
* Haltestellen
* Wartezimmer
* Meetings
* Flugreisen
* und viele mehr....

Notiere hier eigene Ideen für kurze Atempausen:

Diese Pausen kannst Du nutzen um bewusst zu atmen. Dabei brauchst Du nicht gleich den Gorilla machen, es genügt auch ruhig in den Bauch zu atmen oder auch die Bauchatmung im Rhythmus der Wechselatmung (einatmen, Atempause, ausatmen) zu üben.

ATMUNG UND BEWEGUNG

Wir wissen schon, dass Atmung und Sport eine gute Kombination sind. Wer joggt, wandert, Rad fährt und dabei durch die Nase atmet, wird die Atemmuskulatur kräftigen, die eingehende Luft filtern, erwärmen und befeuchten. Eine kräftigere Atemmuskulatur verbessert die Sauerstoffaufnahme, was die sportliche Leistungsfähigkeit erhöhen kann.

Achtung wichtiger Hinweis:

* Bei allen Atemübungen solltest Du mögliche Hygiene- und Sicherheitsstandards z. B. bei Pandemievorschriften wie CoVid-19 beachten.
* Am Sichersten ist es dann, die Atemübungen im Freien, in der eigenen Wohnung oder in ausreichend großen Hallen zu machen.
* Den allgemein üblichen Sicherheitsabstand von 1,5 Meter sollte man für seine Atemübungen auf mindestens zwei bis drei Meter erweitern.
* Herrscht Gesichtsmaskenzwang solltest Du dies akzeptieren und im angegebenen Raum zum Beispiel Bus, Bahn, Wartezimmer usw. auf Atemübungen verzichten. Gleiches gilt für zu kleine Räume, in denen sich mehrere Personen auf engem Raum aufhalten, auch wenn der Mindestabstand gewährleistet ist.
* Nach Ansicht vieler Virologen ist richtige Hygiene der beste Schutz. Das heißt Hände waschen. Also sollte man sich nicht mit ungewaschenen Händen im Gesicht berühren oder die Schutzmaske auf- oder abnehmen. (FN)

Du kannst aber auch einfach nur Schritte zählen. Folgende Übung kannst Du auf dem Weg zum Supermarkt, Bus, Straßenbahn oder beim Spazieren gehen ausprobieren:

Übung: Schritte zählen

1. Einatmen für vier Schritte.
   Ausatmen für sechs Schritte.
   Diesen Atem- / Gehrhythmus einige Male wiederholen.

2. Einatmen für vier Schritte.
   Atempause für vier Schritte.
   Ausatmen für sechs Schritte.
   Diesen Atem- / Gehrhythmus einige Male wiederholen.

3. Einatmen für vier Schritte.
   Atempause für vier Schritte.
   Ausatmen für sechs Schritte.
   Atempause für zwei Schritte.
   Auch diesen Atem- / Gehrhythmus einige Male wiederholen.

Achte auf Schwindelgefühle. Sollten sie auftauchen, dann bleib stehen und atme normal weiter. Sollte das Schwindelgefühl nicht verschwinden, dann gehe in die Hocke.

Als letzte Variante kannst Du Folgendes ausprobieren:

* Du atmest langsam ein
* machst eine Atempause
* atmest langsam aus
* und machst anschließend eine Atempause
* In dieser Runde atmest Du einfach den Rhythmus, der für Dich am angenehmsten ist.

Wie viele Schritte machst Du für diesen Rhythmus aus Einatmen, Atempause, ausatmen, Atempause?

Die Anzahl der Schritte bei Punkt 1 bis 3 kann so angepasst werden, dass es für Dich stimmig ist. Achte aber darauf, dass Du länger aus- als einatmest.

Apnoeathleten machen übrigens eine ähnliche Übung um die Atmung, Atemmuskulatur und die Atempause zu trainieren. Wir nennen es Apnoewalk und atmen zum Beispiel 100 Schritte und halten anschließend den Atem für 100 Schritte an.

Übung: Achtsames Gehen

Diese langsame Übung kann barfuß im morgendlichen Tau auf einer Wiese gemacht werden. Durch das Tautreten, gibst Du Deinem Körper noch eine Kneippbehandlung mit in den Tag.

* Du gehst aufrecht und langsam, Dein Blick richtet sich circa zwei bis drei Meter vor Dir auf den Boden.
* Du atmest ein und hebst Deinen linken Fuß.
* Atempause, Du setzt den linken Fuß ab.
* Du atmest aus, Du verlagerst das Gewicht auf den linken Fuß.
* Einatmen, Du hebst den rechten Fuß vom Boden.
* Atempause, Du setzt den rechten Fuß ab.
* Ausatmen, Gewicht auf den rechten Fuß geben.
* Einatmen, linkes Bein heben …und so weiter

Das ist also eine langsame, gehende Übung bei der wir Atmung und Bewegung zusammen bringen. Wir lenken zusätzlich unsere Gedanken auf den Fuß und setzen ihn sehr bewusst ab, fühlen wie er sich langsam auf der Ferse aufsetzt, das Gewicht sich auf Sohle und Ballen erhöht und wie dieses Gewicht durch das Ausatmen verstärkt wird.

GENUSSATMUNG - SCHAFFE DEINE ATEMPAUSEN

In diesem Buch haben wir eine Reihe von Übungen vorgestellt. Manche werden Dir einfacher gefallen sein und manche etwas schwerer. Es wird Dir auch nicht immer leicht fallen, Übungen zu machen. Wahrscheinlich ist es für Dich manchmal einfacher im Bett liegen zu bleiben, statt aufzustehen um den Gorilla zu machen oder früher den Fernseher auszuschalten um noch eine Runde Wechselatmung zu praktizieren. Zu Beginn brauchst Du hierfür etwas Disziplin, aber das Tolle bei diesen Übungen ist, dass sie sehr schnell wirken und sobald Du sie nicht machst, wirst Du sie vermissen.

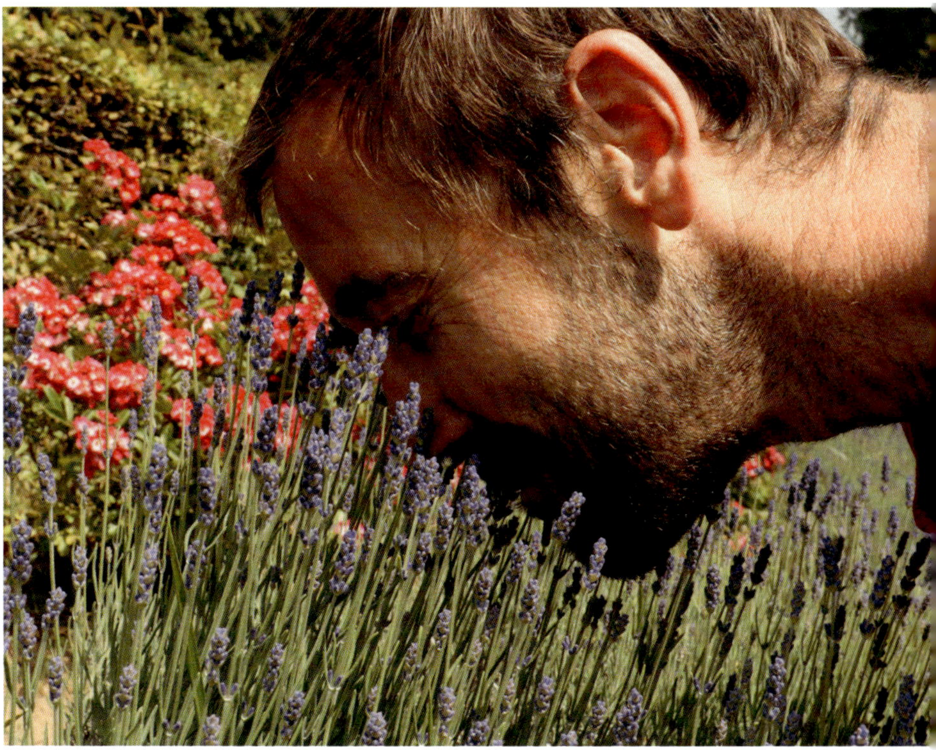

Zu anderen Atemtrainings muss man sich nicht überwinden, weil man sie von Anfang an gerne macht. Wer zum Beispiel Trompete spielt, singt, schnorchelt bzw. Apnoe taucht, Yoga macht und vieles mehr, der trainiert damit schon seine Lunge und auf spielerische Weise auch seine Atemmuskulatur.

Genieße die Atmung und schätze die Möglichkeiten tiefe Atemzüge in sauberer Luft einzuatmen. Wenn Du im Wald spazieren gehst, oder am Meer, dann fülle Deine Lunge mit erfrischender Luft. Für die Meisten von uns ist das selbstverständlich, aber in vielen Orten der Welt ist die Luft so schmutzig, dass die Menschen immer mit Mundschutz unterwegs sind.

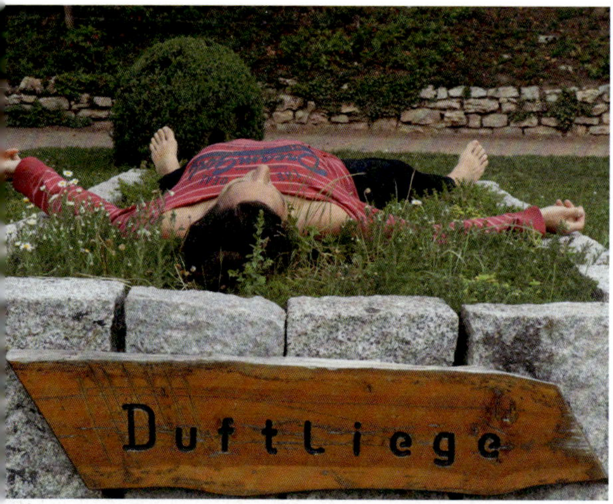

Rieche bei den Spaziergängen in der Natur die Gerüche von , Blüten, Moos, frisch geschlagenem Holz, gemähtem Gras und vielem mehr und freue Dich an jedem tiefen Atemzug.

Auch in städtischen Parks gibt es Plätze für die Genussatmung.

Während Pandemien konnten und können einige Menschen das Haus nicht oder nur selten verlassen. Andere sind nicht mobil oder wohnen in einer Großstadt und der nächste Naturfleck in Form eines Parks ist weit weg. Genussatmung funktioniert auch auf dem Balkon oder bei offenem Fenster. Am besten am Morgen, wenn die Luft noch frisch und klar ist.

ATME WEITER … AM BESTEN BEWUSST

Auch wenn man wie wir, eine positive Einstellung zum Leben hat, muss man davon ausgehen, dass die Luftverschmutzung in nächster Zeit nicht nachlässt, stattdessen Krankheiten der Lunge, der Atemwege weiter zunehmen werden. Wir glauben jung gebliebene, trainierte Lungen haben die besten Chancen mit diesen Herausforderungen auch am besten klar zu kommen. Indem Du bewusst atmest, kannst Du Dein Leben verbessern und Deine Atmung trainieren.

In diesem Sinne, wir hoffen Du atmest noch sehr lange weiter….

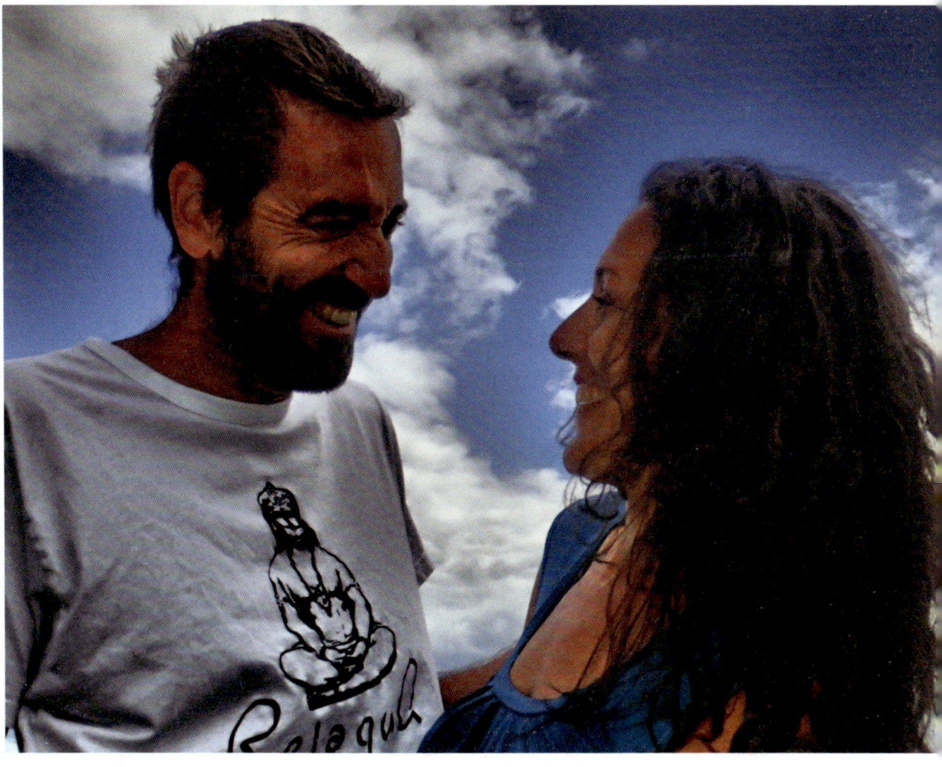

QUELLEN

* Linder, Nik und Simha, Phil: Apnoe und Meditation. Edition Naglschmid, Verlag Delius Klasing Bielefeld. 1. Auflage Stuttgart 2017. ISBN 978-3667109590
* Asana, Pranayama, Mudra, Bandha von Swami Satyananda Saraswati Ananda Verlag Köln 4. Auflage 2010 Satynanda Yogazentrum - (Yoga Publications Trust) ISBN 978-3-928831-37-6
* Dr. med. Beeh, Kai-Michael: Die atemberaubende Welt der Lunge. Heyne Verlag München, 2. Auflage 10/2018. ISBN 978-3-453-20707-3
* Höfler, Heike: Atem-Entspannung.Trias Verlag Stuttgart, 2. Auflage 2012. ISBN 978-3-8304-8200-0
* Prof. Dr. med. Rainer Dierkesmann und Sonja Kaiser: Endlich durchatmen. Trias Verlag Stuttgart, 2. komplett überarbeitete Auflage 2007/2015. ISBN 978-3-8304-8063-1
* Wurm-Fenkl, Ines und Fischer, Doris: Richtig Kneippen, Bassermann Verlag / Random House München 2006. ISBN 978-3-8094-1864

Websites

* www.drmichaelgelb.com/lack-snout-evolutionary-story/
* www.fraunhofer.de/trockene Luft im Flugzeug
* www.lungeninformationsdienst.de
* www.lunge-zuerich.ch/file/10_Shop/Merkblaetter/Merkblatt_Gesunder_Schlaf_Schlafhygiene.pdf
* www.rauchfrei-info.de (Informationsportal für gesundheitliche Aufklärung)
* https://de.wikipedia.org/wiki/Atemmuskulatur
* https://de.wikipedia.org/wiki/Atemzentrum
* https://de.wikipedia.org/wiki/Stress

Journal of Neuro-Science 2016

ÜBER DIE AUTOREN

Die beiden Autoren Bianka und Nik Linder atmen für ihr Leben gerne.

Bianka ist Yoga- und Meditationslehrerin. In Ihren Kursen unterrichtet sie wie Yogaübungen im Alltag unsere Haltung und damit auch unsere Atmung verbessern - und wie wir unser Befinden durch Atemübungen aus dem Pranyama steuern können.

Nik ist mehrfacher Weltrekordhalter im Apnoetauchen, Autor und Erfinder des Relaqua- Entspannungskonzeptes, einer Kombination aus Atmung, Entspannung und Meditation, die ihre Wurzeln im Apnoetauchen hat. Obwohl er in seinem Beruf hauptsächlich nicht atmet, weiß er, wie wertvoll ein Atemzug sein kann und wie man diesen einen Atemzug optimal nutzen kann.

Bianka und Nik leben mit Ihren Kindern bei Freiburg und geben dort Atem-, Yoga-, Relaqua-, Stressreduktions- und Apnoekurse.

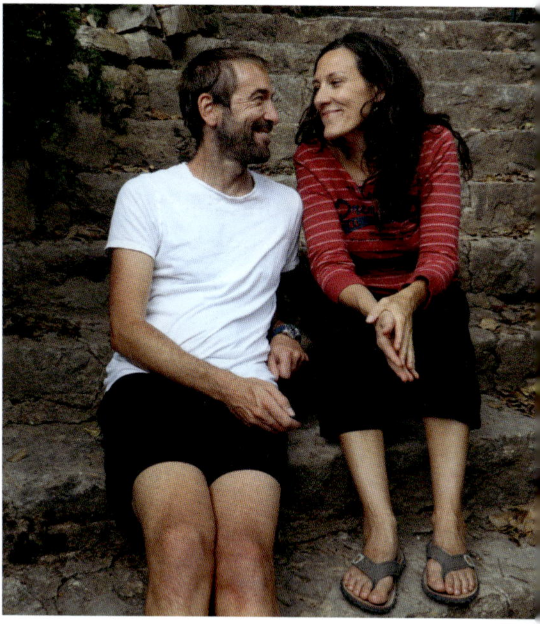

Mehr unter:
www.niklinder.com

WEITERE BÜCHER VOM AUTOR

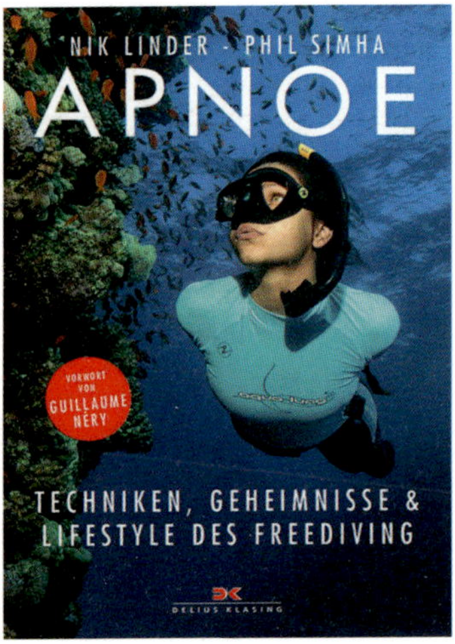

Apnoe
Techniken, Geheimnisse und Lifestyle des Freediving

Ausstattung: Klappenbroschur
ISBN: 978-3-667-10664-3
Seiten: 128
Format: 16.7 x 23.9 cm
Fotos und Abbildungen: 184
Sonstiges: Mit QR-Codes zu Zusatzinhalten

Erhältlich im Buch- und Fachhandel oder bei: Delius Klasing Verlag, Bielefeld

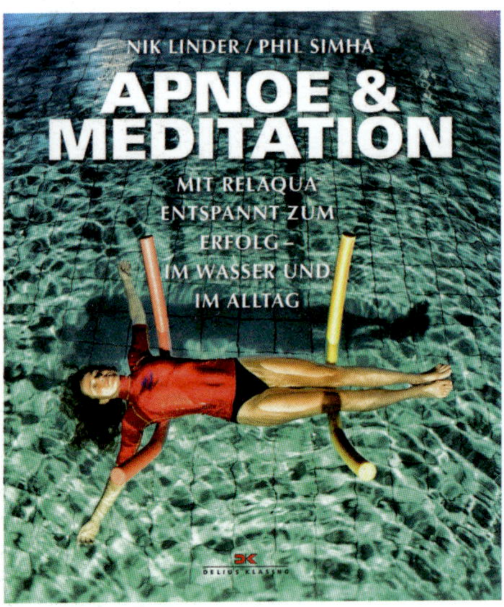

Apnoe und Meditation
Mit Relaqua entspannt zum Erfolg - im Wasser und im Alltag

Ausstattung: Klappenbroschur
ISBN: 978-3-667-10959-0
Seiten: 136
Format: 23.3 x 26.5 cm
Fotos und Abbildungen: 100

Erhältlich im Buch- und Fachhandel oder bei: Delius Klasing Verlag, Bielefeld